Saludable Por Siempre

Eduardo Cholula

ISBN-10: 1717170250
ISBN-13: 978-1717170255

DEDICATORIA

Con todo el Amor, Admiración y Respeto que se merecen:

Para mi esposa Olivia, quien además de ser mi inspiración es mi eterna compañera y amiga. Simplemente un ser grandioso que ha sido para mí uno de los hermosos regalos que he recibido del universo.

A mis hijos, Erick, Brenda, Eduardo Jr., Diego, y Oliver; quienes son una de mis razones de vivir, los amo.

En memoria de mis padres Ignacio y Raquel, gracias por darme la vida; también agradezco a mis hermanos, hermanas y a sus respectivas familias.

A todas las personas que han comprado mis libros y han asistido a mis presentaciones. Cada uno ha iluminado mi vida con su vital apoyo y presencia.

"Pero sobre todo dedico esta obra y agradezco a Dios, por colmar mi vida de bendiciones, siempre estoy rodeado de valiosos amigos y grandes oportunidades, para juntos compartir salud, felicidad, y prosperidad en abundancia."

Eduardo Cholula

CONTENIDO

Introducción   i

1 ¿Por qué la gente se enferma?   1

2 La importancia de la salud   9

3 Como combatir la diabetes   15

u otra apariencia de enfermedad

4 No dejes que te engañen con medicamentos   57

5 El mejor tratamiento   77

6 Super alimentos   83

7 Salud Fisica, Mental y Emocional   161

8 El reto de 30 días Saludable   183

9 Biografia   191

INTRODUCCION

El proposito de este libro es que tomemos conciencia de la verdadera importancia de conservar la salud en buen equilibrio, y con ello tambien tener una vida plena.

"Saludable Por Siempre", es un libro basado en una experiencia personal, me vi al borde de la muerte debido a mis malos habitos alimenticios. Tomé decisiones cruciales que me dieron muchos beneficios en mi salud.

La experiencia aquí expuesta es simplemente un ejemplo de los resultados que se pueden obtener al cambiar de hábitos alimenticios, pero corresponde a ti, estimado lector analizar la información aquí descrita y decidir por ti mismo.

Yo, (Eduardo Cholula) no soy doctor en medicina, ni tengo licencia como nutriologo, simplemente es una experiencia personal donde tuve resultados increibles; pero eso no quiere decir que el lector, (si asi lo decide, llevar a cabo las sugerencias descritas aquí en este libro) obtenga los mismos resultados.

Estimado amigo o amiga, no creas todo lo que te digo aquí, antes de que tomes una decision, has tu propia investigación, analiza y compara los posibles beneficios que puedes obtener al cambiar tus hábitos; de todas formas, es tu entera desición y responsabilidad continuar con tus mismos patrones de comportamiento o cambiar hacia una vida plena de Salud, Felicidad y Prosperidad.

Nuevamente te agradezco mucho tu fina atención, y valioso tiempo en leer este libro, sé que, de alguna forma llamará la atencion para redirigir tus pasos hacia una mejor vida. Pero, repito; la desición es completamente tuya.

1

¿POR QUÉ LA GENTE SE ENFERMA?

La gente que tiene apariencias de enfermedades no necesita medicamentos, necesita información sobre como realmente recuperarse de manera natural

En mi opinión la gente no se enferma porque si, más bien la gente cree enfermarse por influencia externa, dicha influencia comienza a edad temprana, cuando el bebé comienza a comer otro tipo de comida aparte de la leche materna. Esto ocurre aproximadamente entre los 5 o 6 meses de edad, además directa e indirectamente está recibiendo continuamente la influencia y posible información errónea a través de las pláticas de los adultos a su alrededor. Dichas conversaciones pudieran ser negativas en cuanto alimento, relaciones familiares, pensamientos negativos, pobreza, enfermedad, conformismo, odio, estrés, rencor, escasez, miseria, muerte, etc.

Científicamente se ha comprobado que los bebés, desde que están en el vientre materno reciben información del sentir de su madre biológica, como lo es su felicidad, amor, aceptación, rechazo, miedo, estrés, etc. Además, también recibe los nutrientes y si la madre no está bien alimentada pues el bebé de algún modo tendría alguna deficiencia en su sistema. Estas deficiencias también podrían ser, la desnutrición, falta de amor y sentirse rechazados.

Así como el bebé percibe el afecto y amor de mamá y que, de alguna forma se almacena en su subconsciente, posiblemente también se aloje en su sistema la información de lo que está comiendo, y acepta dicha información como la adecuada. Por ejemplo, si una mamá le da de tomar a su bebé una gaseosa, el bebé tomará dicha información como segura porque lo está recibiendo directamente de su madre. Este bebé, al crecer buscará la gaseosa, cuando sea adolescente, continuará tomando gaseosa y aun cuando sea adulto en su mente y sistema de creencias estará presente que es normal y que necesita tomar gaseosas para vivir bien. Esta información podría pasar de generación en generación, formaría una especie de cultura y seguirán creyendo que es completamente sano y normal tomar gaseosas, aunque por dentro su cuerpo les diga a gritos que se están auto dañando.

Estos gritos ahogados del cuerpo se reflejan en diferentes formas, como caries, ulceras, gastritis, dolor de cabeza, cansancio o falta de energía, depresión, obesidad, desnutrición, descalcificación de huesos, acidez estomacal, exceso de acidez en el cuerpo, etc. La lista podría ser interminable. Pero, a todos estos posibles síntomas, agrégale el tipo o rutina de vida que viven algunas personas, como lo es, la presión escolar, social, familiar y en el trabajo.

El continúo estrés, los múltiples compromisos, además de los continuos odios, rencores y malentendidos entre familiares, compañeros de trabajo, familiares, vecinos, asociados, etc. Sin olvidar los constantes comerciales de barbitúricos que disparan a diestra y siniestra algunos medios de comunicación masiva, para que la gente consuma tal o cual droga (medicina) para supuestamente curarse, más bien disfrazar el síntoma y crear otros nuevos malestares y diagnósticos que terminan siendo traducidos a enfermedades; con el único fin de comenzar y continuar un interminable consumo de medicamentos que sirven para tres cosas. _Número uno_, para gastar dinero, _número dos_, para enfermarse aún más y _número tres_ perder valioso tiempo y vida.

Aquí, quien más se beneficia son las grandes corporaciones que producen las enfermedades y los medicamentos, mientras que el paciente cada vez se hunde más en su aparente enfermedad y por consecuencia en su mala economía también.

Estimado amigo, amiga, ¿Sabías que **todo ser humano tiene la hermosa cualidad de regenerar sus células**? Así es, cuando duermes tus células se regeneran, se transforman, mueren y son reemplazadas por otras nuevas. Un ejemplo claro y sencillo de esto, podría ser cuando un niño se lastima al caerse, se raspa su rodilla sangrándole un poco, por el momento le dolerá y le ardera la herida, pero al poco tiempo, su herida se seca, se forma una costra, posteriormente se cae la costra y finalmente la herida está sana.

Si no hubiera regeneración natural de tus células, entonces el cuerpo humano tampoco sería capaz de sanar una simple raspadura.

¿Ahora te das cuenta de la importancia de la regeneración natural de tus células? Las células sin duda alguna se regeneran, por eso es vital que estén bien alimentadas, bien nutridas, porque si dichas células están alimentadas por ejemplo con pura comida chatarra, entonces las células y todo tu sistema estará mal nutrido, se regenerarían deficientes, débiles, y enfermas. Es aquí cuando el cuerpo te envía señales de que algo anda mal, que requiere tu atención y revisión inmediata; para que tu cuerpo y tu mente se desarrolle perfectamente y no débil y enfermo.

Por otro lado, está la contaminación corporal y mental a través de pensar, escuchar, y hacer caso constantemente a cosas negativas. Dentro de esta categoría está el tener una discusión, por ejemplo, con tu padre, enojarse y guardar este enojo. Con el tiempo se transforma en rencor y odio profundo, que, al pasar el tiempo este se transforma en síntomas, que, si son mal atendidos, se desarrollan en lo que comúnmente llamamos enfermedad, como lo es la alta o baja presión sanguínea, estrés, constipación, migrañas, urticaria, mal humor, piedras en los riñones cáncer, ulceras, artritis, vejez prematura, gastritis, párkinson, alzhéimer, diabetes, etc.

Además de todo lo mencionado anteriormente, hay que considerar el sedentarismo, como un incentivo de obesidad, disminución de habilidades, huesos, músculos y regeneración de células atrofiadas.

Reitero que, en mi opinión; además de tener pensamientos negativos, la principal causa de toda apariencia de enfermedad es el estilo de vida en cuanto alimentación se refiere. ¿Qué tipo de alimento estamos consumiendo? ¿Es la adecuada para ti, o es lo que te han hecho creer para consumirla? Observa también que tipo de pensamientos tienes, son positivos o negativos y pesimistas, ya que tanto tus pensamientos, comida y acciones, contribuyen a tener una apariencia de enfermedad o a estar saludables.

Voy a poner un ejemplo para ilustrar la importancia de ver lo que comemos a diario porque de ello depende estar saludables o enfermos.

Quizá alguna vez hayas estado en un bosque o al menos has visitado un zoológico. Si, aparte de disfrutar de la naturaleza, fuiste un poco observador, te habrás dado cuenta de que todos los animales que están ahí no son de la misma especie, por lo tanto, la persona encargada de su cuidado y alimentación no puede darles a todos, el mismo tipo de comida, porque su genética es diferente.

Por ejemplo, no puede darle de comer pasto a un león, ni darle carne a una cebra, o darle pescados a un conejo y darle zanahorias a un oso polar. De la misma forma, **el cuerpo humano NO está diseñado para comer carne,** si esto te sorprende, te darás cuenta fácilmente de que te engañaron tus antepasados, al decirte que debes comer carne.

Lo voy a explicar de otra manera en la siguiente demostración: Obsérvate en el espejo, abre tu boca y observa tu dentadura... ¿Tienes colmillos grandes, como los de un felino que puedan de un mordisco arrancar carne cruda? Ahora, observa tus extremidades, ¿Tienes manos y dedos o tienes poderosas garras que pudieran degollar a su víctima de un zarpazo? Y vamos a ir un poco más lejos; si tienes hambre sales de tu casa, ves un conejo con tu visión nocturna, ¿lo persigues con tu rapidez y habilidad natural para cazar? ¿Lo atrapas con tus garras o tienes la necesidad de usar un rifle u otra herramienta para cazarlo?

Si no tienes garras, colmillos ni la habilidad para cazar naturalmente como lo hace el león o el tigre sin necesidad de usar ningún artefacto más que sus dotes felinos, entonces reflexiona que; tampoco el ser humano posee un sistema digestivo adecuado para comer carne.

Otro dato interesante es que el intestino del animal herbívoro y del ser humano es 10 veces más largo que su cuerpo, mientras que el intestino de los animales carnívoros solo es 3 veces mayor que su cuerpo, esto es para que pueda desechar más rápido la carne, ya que se descompone muy rápido. Además, el estómago del animal carnívoro posee 20 veces más ácido clorhídrico, para digerir, nervios, cartílagos, músculos, etc. En comparación con el estómago de los humanos que no pueden digerir esto fácilmente.

¿Y si el ser humano no está diseñado para comer carne, entonces porque algunos, (por no decir muchos), la consumen? Será acaso que quienes inducen al consumo de carne es porque ellos tienen algún beneficio económico y no les importe que la gente se enferme, solo les interesa engrosar sus cuentas bancarias con la explotación de esta idea de consumir carne.

Este es solo un breve, pero eficaz ejemplo, de muchas cosas que algunas personas consumen y que les han hecho creer que es natural, normal y necesario consumirlas, pero en realidad lo que se está consumiendo es la salud de quienes tienen este tipo de hábitos alimenticios.

La gente que tiene apariencias de enfermedades pudiera no necesitar medicamentos, lo que requiere es información sobre cómo recuperarse de manera natural y, aparte de la información, necesita tener una firme decisión de poner en primer lugar su salud y sobre todo tomar acción; porque de ello depende la plenitud de su vida.

Continúa leyendo para veas la importancia de tener una excelente salud, porque también de ello se deriva una vida plena que está al alcance de tu mano.

?

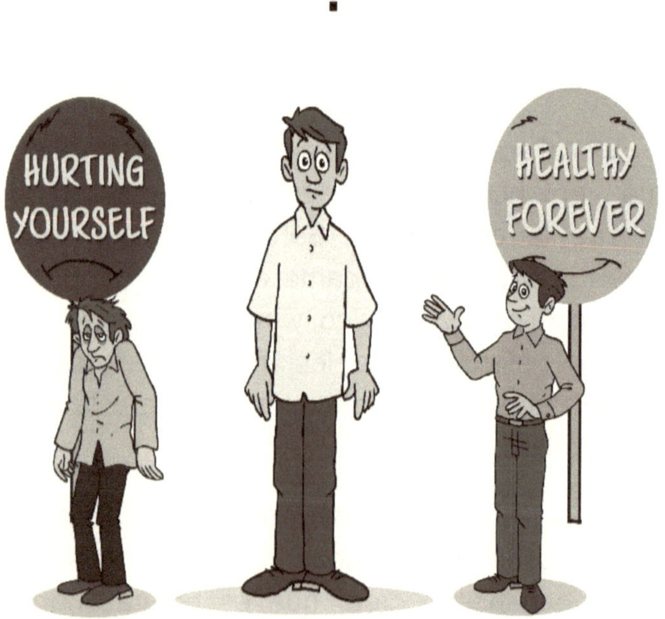

2

LA IMPORTANCIA DE TENER UNA EXCELENTE SALUD

Hay 5 cosas que nunca debes dejar para después, esto es: tu salud, tu felicidad, tu familia, tu riqueza y tu prosperidad.

En algunos de mis seminarios he preguntado: ¿Qué es lo más valioso que posees? Algunas personas responden que; lo más valioso que tienen es su vida. Pero es sumamente curioso, extraño y hasta cierto punto paradójico el que descuiden su salud, ya que la perfecta salud es equivalente a una vida plena. Por lo tanto, no comprendo cómo, quien profesa que su vida es lo más valioso que tienen, pero descuidan su salud tomando alcohol, drogas, fumando cigarrillos, comiendo comida chatarra, tomando gaseosas, trasnochándose y teniendo todo tipo de excesos, como si los fueran a premiar con más tiempo de vida, pero sucede exactamente lo contrario, no solo desperdician su tiempo y dinero, sino tiran por la borda su preciada salud y vida.

Yo he conocido a docenas de personas que dicen que les importa mucho su salud, (y aparentemente) se cuidan tomando al pie de la letra todos los medicamentos recetados por el doctor, que bien, pero por el otro lado no dejan sus vicios, como el comer en exceso, tomando alcohol, gaseosas, mal alimentándose, etc. Y pretenden que los medicamentos surtan efecto y aún más, que su cuerpo se cure de sus malestares, perdónenme, pero eso no va a suceder mientras dicha persona no cambie drásticamente. Si, "dije DRASTICAMENTE," porque si la persona que padece algún malestar quiere en verdad mejorar su apariencia de enfermedad, entonces tiene que cortar de tajo sus vicios y todo lo que le esté provocando malestares a su salud y por supuesto afectando negativamente su calidad de vida.

Efectivamente, todos somos diferentes físicamente e incluso en gustos, sabores y colores; pero, todos somos iguales en cuanto a querer siempre lo mejor de lo mejor. ¿Como podrías disfrutar de un día soleado en verano, las flores en primavera, el otoño o el invierno, si estas enfermo? ¿Cómo podrías jugar o hacer la actividad que te gusta si tienes baja energía por tu apariencia de enfermedad? ¿Cómo podrías realizar tu deporte favorito, o desarrollar plenamente la profesión que más te apasiona, si te encuentras consumido por las drogas y alcohol?

La lista podría ser interminable, aburrida y frustrante, pero lo que quiero resaltar es que no puedes tener plenitud de vida si descuidas tu salud.

Siempre ten presente que:

Tanto la felicidad o tristeza, triunfo o fracaso; trabajo o pereza, malgastar o invertir; dolor o placer, reír o llorar; amar u odiar; pobreza o riqueza, la salud o enfermedad es enteramente tu responsabilidad.

Hay 5 cosas que nunca debes dejar para después, esto es: tu felicidad, tu salud, tu familia, tu riqueza y tu prosperidad.

De igual manera tu felicidad y la de tu familia dependen de tu salud y de la salud de cada uno de tus seres queridos. Por ejemplo, ¿acaso estarías feliz si uno de tus seres queridos está sufriendo una apariencia de enfermedad? ¿Acaso tus seres queridos estarían felices de verte sufriendo terribles dolores y malestares propios de la apariencia de enfermedad? Claro que no, en ambos casos, estarían preocupados, con un desgaste continuo, tanto de dinero como de energía y vida.

Date cuenta de que, tanto las personas ricas como los pobres, tampoco pueden ser plenos si están enfermos, o los profesionales en cualquier área, como los que truncaron sus estudios, ninguno puede ser pleno si están en apariencia de enfermedad. Ni el político, religioso, obrero, campesino, inversionista, constructor, modelo, actor, productor, escritor, chofer, estudiante, jardinero, o el mismo presidente de una gran nación, no pueden disfrutar de todo lo que les rodea, a menos que así lo decidan; y entonces, dirijan su atención a lo importante en vez de lo urgente, en este caso; centrarse en la excelente salud, que, es la base y al mismo tiempo, es el reflejo de una persona prospera.

"Deja que la comida sea tu medicina y medicina tu comida"

Hipócrates

En mi criterio, todo tipo de apariencia de enfermedad (incluso los provocados por accidentes) están ligados profundamente con el tipo de programación que se adquirió inconscientemente de alguna fuente, llámese, padres o entorno en el cual se maneja cada persona, claro está; el otro factor que afecta la salud es el tipo de alimentación que se tiene, sin olvidar también la calidad de tus pensamientos y acciones.

Te recuerdo que, **cada ser humano tiene la hermosa cualidad de regenerar sus células**, pero si estas células están mal nutridas, bajas de energía y enfermas, entonces; estas continuarían reproduciéndose y regenerándose en este círculo vicioso de aparente enfermedad. En cambio, si tus células están bien nutridas en alimento y energía positiva, por consecuencia dichas células se regenerarán automáticamente, fuertes, sanas y felices.

Te recomiendo ampliamente leer mis libros: "Las 5 Virtudes, el camino a la excelencia" y "Voluntad de Hierro". Ahí aprenderás un poco más acerca del valor de la salud entre otras virtudes, para tener una mejor calidad de vida.

"Cada ser humano tiene la hermosa cualidad de regenerar sus células."

3

COMO COMBATIR LA DIABETES

Sí hay que llegar a un extremo, que este sea, el de vivir plenamente.

Muchas personas en su afán de ganar mucho dinero ponen en riesgo su más Preciado Tesoro... La salud. Otros, en su indiferencia y mediocre vivir, además de su dinero; desperdician tiempo, salud y vida.

No hay ninguna necesidad de llegar a los extremos; pero, si hay que llegar a un extremo, que este sea, el de vivir plenamente.

Al escribir este libro corría el mes de noviembre de 2017, y estoy pleno en salud, amor, y gratitud por la vida. Hace cuatro años fue tentado en mi fe y mi amor por mi familia, vi de cerca la muerte, no en mi persona, sino de uno de mis hijos, quien literalmente estuvo muerto por 5 minutos, (este impactante hecho lo relato más a detalle en mi libro" Las 5 Virtudes, el camino a la excelencia") posteriormente a los dos años, vuelvo a experimentar la cercanía de la muerte, solo que esta vez, en mi persona.

Lo que voy a contar a continuación es basado en hechos reales, con el único fin estimado lector, que tu tomes y analices lo aquí descrito a tu propia conveniencia, con el objetivo de que tengas, si así lo decides, una perfecta salud y por consecuencia lógica una mejor calidad de vida; que contagiará no solo tus millones de células vivientes, sino todo tu entorno hacia la plenitud de la vida.

La primavera estaba a punto de iniciar y con ello mis ganas de disfrutar un hermoso día soleado. Los pajarillos en mi jardín revoloteaban y cantaban, las hojas verdes y las flores se balanceaban rítmicamente haciendo una perfecta coreografía con el cantico de las aves. Lleno de entusiasmo me puse ropa cómoda y holgada para trabajar, mi esposa y yo habíamos decidido construir un pasillo que cruzara el patio frontal de mi casa; ya habíamos comprado un molde y el material necesario, así que, mientras revolvía un bulto de cemento, mi esposa colocaba una colorida sombrilla de playa para que nos cubriera el sol, mientras trabajábamos juntos en el proyecto.

Debido a mi inexperiencia me llevé todo el día para terminar el pasillo, al final de este, mi esposa y yo observamos con satisfacción y orgullo el proyecto terminado.

Después de comer me dolía mi cintura y mis piernas. No era para menos, mi inexperiencia, mi edad y la falta de costumbre al trabajo pesado hicieron mella en mi cuerpo, por la noche sentía que me habían apaleado, en la madrugada me dieron un par de calambres en mis piernas y al otro día me levante entumecido, me dolía la cintura al agacharme y caminar.

Mi esposa y yo teníamos otro proyecto en mente, así que me sugirió descansar antes de construir una jardinera en forma de círculo en el centro de nuestro patio trasero. Lo más fácil y práctico era que contratara a un profesional y listo, pero me gustaba ocuparme del jardín, así que decidí hacer la jardinera con cemento reciclado y rocas.

Comencé a hacer la jardinera con la ayuda de mi esposa, era la primera vez que trabajaba en un proyecto de ese tipo, por lo tanto me tardé más tiempo que un profesional. Me sentía cansado, y me dio una sed terrible, mi hija me llevó una jarra con limonada bien fría, estaba deliciosa, así que entre labor y labor me terminé la bendita limonada. La verdad ya no veía la hora de acabar el proyecto, hasta que finalmente después de mucho calor, sudor, sed, cansancio y frustración, concluí el proyecto, lo único que quería era descansar.

Al llegar la noche yo quería dormir como un ángel, pero mi hijo Eduardo (que tiene necesidades especiales) tenía mucha energía para compartir, así es que se dio a la bendita tarea de disfrutar la noche, esto provocó que se me fuera el sueño; no descanse ni dormí como lo hubiera deseado. Sentí que apenas había cerrado los ojos, cuando los tibios rayos del sol entraron cálidamente por mi ventana, despertándome suavemente como susurrándome al oído, "ya es hora de levantarte y llevar a tus hijos a la escuela."

Después de llevar a mis hijos a las diferentes escuelas, llegue a casa, aun desvelado y molido del cuerpo, realmente me sentía cansado, hubo momentos en que me quede dormido en el mullido sofá de la sala, pero unos repentinos calambres en mi pierna derecha me despertaron bruscamente.

El cansancio, la sed excesiva y los calambres no eran normales, pero se me hicieron obvios, debido a mi esfuerzo físico e inexperiencia. Debido a que tenía mucha sed, continuamente tomaba agua fresca de sabor, licuados con leche y jugos naturales de fruta, lo peor de esto, es que; como era muy goloso con las cosas dulces, a mis bebidas les agregaba mucha azúcar.

El tomar muchos líquidos, me hizo ir con frecuencia al baño a orinar. Durante el día se me hizo normal, por el exceso de líquidos que tomaba, lo incomodo fue cuando me despertaba a media noche para ir al baño entre 6 a 10 veces; era un tiempo aproximado de 30 minutos entre una y otra vuelta al baño.

Dejé de tomar mucho líquido durante el día, pero aun así continuaba yendo al baño con frecuencia. Noté que estaba bajando de peso, el color de mi orina había cambiado de amarillo a claro, por momentos pensaba; "que bien que me estoy desintoxicando, mi orín ahora ya sale transparente," pero lo que estaba sucediendo es que me estaba deshidratando y estaba perdiendo minerales, cada vez tenía más sed, al grado de solo querer estar chupando hielo; con mucha frecuencia iba a la nevera y me servía mucho hielo, lo chupaba o le ponía un poco de agua, pero aun así sentía la urgencia y desesperación de continuar tomando agua.

Los calambres, desvelos, cansancio y pérdida de peso continuaron, en menos de un mes, ya había perdido más de 40 libras (que, por cierto, tenia de sobre peso), mi humor y mi paciencia se estaba perdiendo, con frecuencia me enojaba por cosas sin sentido, además me sentía muy cansado. Debido a que estaba perdiendo muchos líquidos y minerales, los calambres cada vez eran más frecuentes y desesperantes. Algunas veces los calambres me daban en la planta del pie y tenía que quitarme la tensión del músculo frotándome fuertemente con una botella de vidrio. En algunas ocasiones, cuando iba manejando me dieron calambres en mi mandíbula, me orillaba para sobarme pues tardaba en recuperarme del calambre.

Mis antojos por las cosas dulces se intensificaron, mi necesidad por líquidos y el dulce, llegaron al punto exagerado de ir al supermercado, destapar una botella de gaseosa y tomármela antes de pagarla, compraba 2 botellas de gaseosa de dos litros; una la escondía en la cochera de mi casa y con frecuencia entraba ahí con cualquier pretexto para tomar y tomar, la otra gaseosa que llevaba para la casa, yo me la tomaba toda, creo que ya estaba llegando al borde de la locura. Me di cuenta de que ya era un adicto al dulce.

Mi esposa me decía "no te veo bien, tienes que ir a ver al doctor que te revise, ya bajaste mucho de peso, tienes mucha sed y te sientes muy cansado, no es normal." Yo necio, negaba mi situación y veía todos esos síntomas como normales, como consecuencia de cansancio acumulado y no sé cuántos pretextos más. Mi argumento de bajar de peso era que estaba tomando muchos jugos, si, eran saludables, pero yo le ponía mucha azúcar y eso me estaba matando, aparte de mis malos hábitos alimenticios.

Anteriormente ya había planeado ir al norte de California, por un asunto personal; por esos días no tuve muchas presentaciones como conferencista, así es que decidí hacer dicho viaje manejando aproximadamente 12 horas. Originalmente me iba a acompañar Erick mi hijo mayor, pero un día antes él se fue con sus amigos y en el día acordado para nuestro viaje él llegó tarde, yo estaba desesperado, enojado y frustrado, reacciones que me parecieron extrañas en mi persona, pero a la vez fueron normales por mis síntomas que presentaba.

Mientras esperaba a mi hijo, estaba planeando pasar al supermercado para comprar una suculenta y abundante dotación de frituras, galletas, dulces, donas, botanas, chocolates, gaseosas, jugos artificiales, y todo lo que se me presentara enfrente que se viera apetecible al paladar. Mi hijo no llegaba y decidí irme solo, pero cuando estaba arrancando el carro llegó mi hijo, yo le llamé la atención y le dije que se apresurara, que ya era tarde, él con toda la calma del mundo, me dijo, espérame me doy un baño y nos vamos, yo le dije que no, que no podía esperarlo, ya estaba desesperado, entonces mi hijo decidió quedarse en casa y que mi esposa fuera en su lugar.

No muy convencido de que mi esposa me acompañara, acepte. Sabía que ella no me permitiría comprar tanta golosina para el camino, así que me resigne de no pasar a comprar nada al supermercado. (El cual le agradezco, de otra forma me hubiera hecho mucho daño)

Iniciamos el viaje, un tanto entusiasmados por distraernos y disfrutar de la naturaleza. El camino fue placentero por la compañía de mi esposa y lo variado del paisaje, pero honestamente era muy molesto para mí y mi esposa que me detuviera en el camino cada media hora o antes para ir a orinar.

En la primera parada que hicimos para comer, honestamente no sé si estuvo rica la comida que ordene, lo que, si estoy seguro, es que no la disfrute, ya no tenía percepción del sabor, solo quería líquidos y más líquidos.

Antes de llegar a nuestro destino, nos tomó la noche por sorpresa, así es que buscamos el hotel más cercano. Afortunadamente encontramos un Hotel – Casino cerca y ahí nos quedamos, mi esposa tenía ganas de distraerse, conocer y jugar en el casino del hotel, accedí complaciente, pero sin mucha energía de acompañarla, tomamos un par de cervezas que a mi supieron a agua. Después de jugar un poco decidimos irnos a descansar para continuar el viaje a temprana hora.

Cuando entramos al cuarto del hotel, me desnudé y de inmediato me di una ducha de agua fría, sentí muy fría el agua, que empecé a temblar y a quejarme, que extraño, porque al mismo tiempo sentía mucho confort, mi esposa se asomó al baño y me preguntó si estaba bien, le dije que sí, que solo estaba disfrutando un baño de agua helada.

No hubo noche de amor ni pasión, yo me sentía cansadísimo, mi esposa me dio mi tiempo de descanso, pero ya se sentía angustiada por mi comportamiento, no era normal en mí, pues he sido muy cariñoso con ella.

Durante la noche no me dieron calambres y afortunadamente el cansancio hizo que yo durmiera como una roca. La noche paso muy rápido para mí, me levante con hambre y a la vez desesperado por continuar el viaje. Mi esposa quería seguir descansando, pero yo le insistí que bajáramos a desayunar para continuar el viaje lo más pronto posible.

Mi esposa tan linda y atenta conmigo, me complació en acompañarme a desayunar al restaurant del hotel. Mientras nos servían lo que habíamos ordenado, mi esposa y yo disfrutamos de un bello paisaje y unas fotografías que nos tomamos, yo había ordenado un rico desayuno acompañado de un suculento postre, pero la verdad a mi supieron a papel, no le encontré sabor, color ni gracia, y no es que el encargado de la cocina del restaurant fuera mal cocinero, sino que mi situación ya se estaba volviendo intolerable. Después de un apresurado desayuno, continuamos el viaje.

Debido a mis continuas paradas por el camino para ir al baño retrasaron el viaje y llegue tarde a donde me había propuesto, ya habían cerrado la oficina donde iba a hacer un trámite, así es que nos quedamos en otro hotel, cerca del lugar de nuestro destino. El cansancio, sueño y la constaste sed me agobiaba, mientras me daba otro baño de agua helada, le pedí a mi esposa fuera a comprar un par de cervezas, porque la sed no se me quitaba con agua, (pretextos míos). Ella regresó con las cervezas y comida, pero igualmente no me supo a nada estaba perdiendo el gusto de comer.

Esa noche terminé muerto de cansancio; a la mañana siguiente mi esposa me sugirió no continuar el viaje y regresarnos a casa; ya que no me veía bien de salud. Yo le dije, continuamos, ya casi llegamos, (ya que en lo personal me gusta cumplir con lo propuesto).

Finalmente llegamos al lugar planeado, era un terreno cerca de los límites con el estado de Oregón, había nieve y los paisajes lucían espectaculares, mi esposa fascinada tomaba fotos a los venados, al paisaje, a los enormes y frescos pinos, todo alrededor era hermoso, pero la verdad yo ya no tenía ganas de nada, más que de volver a casa y tirarme a la cama a descansar, fue ilógico y hasta cierto punto estúpido de mi parte el viajar más de 12 horas en auto para solo estar en el lugar menos de media hora y otra vez regresar a casa.

Mi esposa se molestó conmigo y con justa razón, ya que hacer un viaje tan largo, solo para estar escasos minutos y regresar prontamente, no hacía sentido. No me reclamo, ya que continuaba viendo mi semblante de mal en peor. Me sugirió nuevamente ir a ver a un doctor, el cual yo me negué rotundamente. Para dicho viaje había rentado un auto, y ella me sugirió que ahí dejáramos el auto y nos regresáramos en avión. Le dije que no, que yo podía manejar de regreso, así es que solo paramos lo necesario, para comer y poner gasolina; lo que me retrasaba mucho fue la continua ida al baño para hacer pipí.

Con mucha honestidad de mi parte, actué en forma irresponsable, ya que estaba poniendo en peligro no solo la vida de mi esposa, sino la mía y de alguien más; pues podía provocar un accidente, porque de regreso; cada vez que me bajaba a orinar, me sentía mareado y el colmo fue cuando, antes de llegar a casa; hicimos la última parada para comer, ya no pude hacerlo, el alimento se me pegaba a la boca, sentía como si estuviera comiendo pegamento, o muchas gomas de mascar, ya que no podía deshacer ni tragar el bocado, ya no apetecía mucho los líquidos y solo buscaba hielo para saciar mi sed.

Finalmente, tras manejar otras 12 horas de regreso a casa, llegamos cerca de la media noche, me baje del carro arrastrando los pies, deje la puerta del carro y de la casa abierta, le dije a mi esposa, discúlpame me voy a dormir, me siento muy cansado. Como pude, me quite los zapatos y la ropa y me quede profundamente dormido.

Nuevamente una serie de calambres me despertaron y la profusa sed no me dejaba en paz, no quería despertar a mi esposa, me sentía mareado, pero aun así, me levanté para ir a la cocina a tomar agua; creo que comencé a perder la coordinación de mis ideas y el conocimiento, cuando entró mi esposa muy alarmada al ver mi estado de salud. Ya no supe más, ella le dijo a mi hijo mayor que llamara al 911 para que me llevaran al hospital de emergencia, mientras me preparaba un suero, yo trataba de darle instrucciones a mi hijo para que entregara el carro rentado, pero mis ideas ya eran muy confusas.

Honestamente no recuerdo a qué hora llegó la ambulancia ni como me trasportaron en camilla y mucho menos cuando me subieron a la ambulancia, solo recuerdo claramente que desvariaba y le pedía con mucha insistencia al paramédico "Dame hielo, quiero hielo", "Hielo por favor" el paramédico solo me veía, su rostro reflejaba preocupación.

Cuando reaccioné, noté que estaba en el pasillo de la sala de emergencia; ya tenía conectado un suero en mi brazo derecho; mi instinto de supervivencia me indico pedir más hielo, "quiero hielo, por favor denme hielo" Un buen samaritano me llevó un poco de hielo quebrado y me indico que comiera trozos muy pequeños y despacio, que era mejor que solo me remojara la boca con el hielo.

Dentro de los vagos recuerdos que tengo, debido a mí casi inconsciencia, un doctor me estaba llamando la atención por mi descuido en mi salud, había llegado al hospital totalmente deshidratado, con alta presión y con la azúcar hasta el cielo. La verdad me importo un cacahuate el regaño del Doctor, y no es que yo fuera indiferente, pero mi condición no me permitía enlazar pensamientos y lo último que pensaba era en, "el que dirán", solo quería aplacar mi sed.

Perdí la noción del tiempo, por breves momentos abría mis ojos y veía el ambiente normal de un hospital, el cuarto frio, poca luz, las máquinas de monitoreo en su incesante bip, bip, bip. No sé si soñé o fue real, pero vi diferentes médicos que me regañaban por mi pésima condición de salud en la que estaba, recuerdo que dos de ellos me dijeron en tono sarcástico, bienvenido al club de los diabéticos… Yo enderece mi cabeza como para captar mejor lo que escuchaba. — ¿Porque si sabía que tenía diabetes, no se cuidó? ¿Por qué no tomó sus medicamentos? Es usted muy irresponsable con su salud. - dijo el doctor.

Yo me sorprendí, interiormente dije, espérate, espérate, ¿De qué me hablas? ¿Cuáles medicamentos? ¿Cómo que tengo diabetes?

Sí, sin previo aviso me soltaron el diagnostico como un balde de agua fría.

No sé porque razón no se me hizo pésima la noticia, quizá fue negación de mi parte, pero dentro de eso, de alguna forma estaba tranquilo, esperando lo mejor que se pudiera desarrollar mi vida. Sí moría, sabía que, lo que había hecho hasta ese momento me llenaba de satisfacción; así que morir no me preocupaba, y si vivía, de alguna forma sabía que iba a superar dicha condición.

La estancia en el hospital por lo regular se me hace eterna, que el tiempo pasa despacio, pero curiosamente yo perdí la noción del tiempo no se me hizo mucho ni poco, mi esposa dice que estuve casi tres semanas internado.

Mientras estaba en el hospital, solo me interesaba ver a mi familia, me llenaba de felicidad verlos llegar de visita, al igual que los amigos que me visitaron. También me alegraba ver cuando llegaba el carro repartiendo la comida, en particular porque la persona que repartía la comida lo hacía con una amplia sonrisa, y saludaba con alegría. (Esta actitud es muy importante para la recuperación de salud y animo en los pacientes)

No tengo muchos recuerdos de mi estancia en el hospital, me sentía como si hubiera perdido la memoria, de repente me extrañaba ver al personal médico, checarme, sacar sangre para hacer pruebas de laboratorio, pero no recuerdo muchos detalles. Solo un detalle, por cierto, bastante frustrante; Una vez sentí la necesidad de ir al baño, quise levantarme, pero me sentí mareado y débil, además el suero y las demás conexiones en mi cuerpo me impidieron moverme con facilidad. No puede ir hasta el baño, pero alcance un dispositivo para orinar, mejor conocido como "Pato" dentro de mi torpeza, me moje mi ropa interior y la sabana, yo llamé al auxiliar de la enfermera y le pedí una bolsa para colocar dentro mi ropa sucia, pero se negó a darme la bolsa. Después llegó la enfermera en turno que me cuidaba, me preguntó que si estaba bien, le dije que estaba incomodo porque estaba mojado, le pregunte porque no me dieron la bolsa, ella respondió que lo hicieron por prevención, por si estaba pensando quitarme la vida, yo me sonreí, jamás había pasado por mi cabeza suicidarme (salvo un par de veces cuando era niño, como lo describo en mi libro "Comenzando Bajo Cero") me sentía avergonzado e inútil; mi ser se llenó de impotencia, me rodaron las lágrimas, la enfermera trato de tranquilizarme, pero la verdad aún no estaba tan consciente de que la solución estaba en manos del creador y en mis manos poner todo el empeño para mejorar mi situación de salud.

Después de la vergüenza que pasé por mojarme la ropa interior con mi orina y la breve depresión, entendí claramente que tenía que poner todo mi empeño para mi pronta recuperación.

Durante el tiempo que estuve internado, me visitaron 4 doctores diferentes todos me dijeron lo mismo; primero me regañaban por abusar de mis malos hábitos alimenticios y después me decían:" Bienvenido al club de los diabéticos" parecía que les daba gusto; para mí me sonaba como "Ya cayo otro cliente. " También los doctores me comentaban que posiblemente ya tenía diabetes, desde hace aproximadamente un año atrás, pero nunca sentí ningún síntoma, todo fue tan repentino para mí.

Curiosamente si ya me habían detectado alta azúcar en mi sangre, entonces ¿Por qué ordenaban mi desayuno, comida y cena con cosas demasiado dulces? Por ejemplo;

En la mañana me llevaban jugo de arándano o manzana (pero de lata) y estaba súper dulce, cosa que a mí me encantaba, pero no me daba cuenta de que mi estilo de comer me había dañado, y si continuaba con la misma forma de comer, pues nunca saldría del hospital. Por la tarde me llevaban de tomar una lata de gaseosa clara o de sabor limón, pero sin limón natural y con mucha azúcar. Y por la noche me llevaban café con sobrecitos de azúcar sintética, o mejor conocida como azúcar de dieta, un solo sobre endulza mucho una taza de café. Lo irónico es que le decían a mi esposa: — "A su esposo no le baja la azúcar, cuando lo demos de alta, lo más seguro es que se vaya a casa con insulina" ¿Y quién es esa señora? Decía yo, ya que desconocía los términos médicos.

Mi esposa angustiada me comentaba, —"Que extraño que no te baje la azúcar de tu sangre" yo le comenté lo que me llevaban y ella me sugirió ya no probar nada dulce de lo que me daban. Asentí con mi cabeza y esboce una sonrisa de agradecimiento, ya que me di cuenta de que, gracias a Dios, a mi esposa y mi hijo mayor que me llevaron al hospital, por supuesto no le quito el mérito al personal médico, ya que, si no me hubieran estabilizado, posiblemente en estos momentos no estuviera escribiendo este libro, ni dando este poderoso testimonio.

Cuando estuve consciente de lo que me había pasado; puse todo mi empeño para recuperarme lo más pronto posible. El día que me dieron de alta llegó una especialista en nutrición, a darme algunas indicaciones acerca de mis medicamentos y la forma de comer para estabilizar la diabetes. Con toda honestidad de mi parte, yo no estaba escuchando las indicaciones, yo me centré en el supuesto diagnóstico: "Tienes Diabetes" como decían los doctores.

Acepte el diagnostico, pero no en forma derrotista, de decir pues ya tengo diabetes, ni modos, a tomar medicinas y a controlarse. Más bien tomé el diagnostico como una grata sugerencia y oportunidad para poder cambiar mis hábitos alimenticios para mejorar mi salud y mi calidad de vida. <u>En mi mente puse la orden estricta, "La diabetes esta cancelada en mi cuerpo."</u>

La palabra pronunciada tiene un efecto poderoso en el universo, se hace una orden y se convierte en ley y como respuesta natural a dicha ley se cumple lo que se crea a través de la palabra. Como lo dijo Ernest Holmes en su libro -La Ciencia de la Mente- "Dios no puede decir una palabra que contradiga su propia naturaleza"

Yo entiendo que, si somos esencia, creación divina de Dios, fuente, energía o como le quieras nombrar, y si este divino ser solo quiere salud, armonía, felicidad y prosperidad para todos, entonces sus palabras no pueden contradecir sus hermosos deseos, en este caso de salud; por lo tanto, la respuesta a la palabra es la creación de lo que se dice.

He aquí la importancia de ser congruente con lo que piensas, con lo que dices y con lo que haces, ya que, si dices una cosa, pero actúas de otra entonces hay contradicción en tu vida y por consecuencia, hay desorden en tus pensamientos, sentimientos, acciones y resultados.

Cuando pronuncie las palabras "La diabetes esta cancelada en mi cuerpo" se hizo conforme a la palabra, creación y deseo de Dios, así es que yo también tenía que ser congruente con lo que había dicho; me puse en acción para que así sucediera.

Como deje de tomar las bebidas dulces que me daban en el hospital, bajaron mis niveles de azúcar en mi sangre, y el doctor opto por no darme insulina (qué bueno que no me mando con esa señora, mi esposa se hubiera enojado conmigo), solo me receto medicamentos para controlar la diabetes, junto con las clásicas agujas y tiras para medir la glucosa de la sangre.

El medicamento que me recetaron se me hizo mucho. En forma disciplinada y sistemática comencé a tomar dichos medicamentos, pero no fue ni una semana que paso, cuando decidí que no iba a tomar ningún medicamento más, solo iba a ajustar mi estilo de comer. Tomé la decisión de no tomar medicamentos, después de leer los efectos secundarios que estos causarían en mi cuerpo y escuchar las sugerencias de mi esposa, además ya teníamos referencia de mi hijo Eduardo Jr. (Que también describo en mi libro Comenzando Bajo Cero).

Fortalecí esta decisión con un poderoso pensamiento que sin duda alguna me ayudó tremendamente en mi recuperación… "Gracias Dios, porque me permites **regenerar mis células, Fuertes, Saludables y Felices**" Repetía esta oración continuamente, principalmente a la hora de levantarme y al acostarme a dormir. En mí, estaba (y aun esta) la firme creencia de que el cuerpo humano se puede sanar, simplemente con actitud y pensamientos positivos, acompañados de una sana alimentación, sin olvidar la actividad física.

No sé si mi recuperación era lenta o rápida, ya que no conocía los síntomas, yo solo sé que me desesperaba estar quieto, sin hacer las actividades que solía hacer, pero en verdad me sentía débil, me dolían mis brazos incluso para levantar una pesa de 5 libras, sentía que mis músculos reventaban. Me distraía saliendo al jardín trasero de mi casa, me recreaba en la presencia de mi familia, mis mascotas, las flores y el canto de las aves.

En una ocasión quise ayudar a mi esposa a regar las plantas del jardín, pero mis piernas estaban torpes, me mareé y estuve a punto de caerme sobre el gimnasio improvisado que tengo en el jardín. Mi esposa se asustó, agradeció mi intento por ayudarla y me mando a descansar.

Reconocí que aún no tenía fuerzas, pero comencé a caminar y a ejercitarme lentamente con la firme convicción de recuperar mi salud.

Dentro de mi espera para la recuperación de mis fuerzas, me sentaba enfrente de mi escritorio a escribir o concluir algunos pendientes. No pasó mucho tiempo cuando un día, repentinamente había perdido mi vista, no completamente; pero ya no podía ver el teclado de la computadora, tampoco podía distinguir las letras en la pantalla.

Le pedí de favor a uno de mis hijos que me agrandara la letra, lo hizo, yo le dije que así estaba bien que ya podía ver, pero la verdad no las veía, me trague mi dolor en silencio, me sentí totalmente frustrado, pensé que estaba cansado de la vista, así es que me aleje de la computadora y me fui a descansar.

Quise hacer un par de llamadas relacionadas con mi profesión, pero me di cuenta de que tampoco podía ver el teclado de mi teléfono, le pedí a mi hijo Diego que por favor marcara los números, sentí que ya era el colmo, pedir a uno de mis hijos marcar el teléfono por mí. Me trague mi dolor y solo esboce una leve sonrisa de agradecimiento a mi hijo.

Llamé a Erick, (mi hijo mayor) a su trabajo, le

explique lo que me había pasado en la computadora y le encargue que me comprara un lente de aumento, mejor conocido como "Lupa." Mi hijo me llevó el lente, ese día pude ver un poco las letras en la pantalla. Ya no quise esforzar mi vista, así es que me dispuse a descansar. Mi esposa Olivia me daba ánimos, y a la vez me llamaba la atención porque estaba abusando de mis actividades y no me permitía un descanso para mi natural recuperación.

Ella hizo un poco de investigación y descubrió que, efectivamente los ojos se afectan con el aumento de azúcar en la sangre, como lo que me había pasado. Por el momento no me preocupó, ya que había optado por dejar la azúcar de mi vida, aunque honestamente me costaba trabajo dejarla de un solo golpe; tendría que ser gradual, pero con determinación.

Al otro día me levanté temprano, encendí la computadora, cuando el monitor se encendió, vi todo borroso, espere un rato, tratando de aclarar mi vista, tomé el lente de aumento pero, ¡oh sorpresa!, ya no podía distinguir las letras, negué lo que me estaba pasando, hice otras actividades para distraerme, trate de ver una película en la televisión, pero veía borroso, como un acto desesperado fui otra vez a mi computadora, tomé la Lupa pero, ya no podía distinguir las letras, me sentí frustrado, y no pude contener mi llanto, —"No puede ser, no puede ser" decía para mí mismo, la diabetes había hecho estragos en mi vista, Olivia entró a mi estudio y me vio llorando, le dije lo que estaba pasando y ella siempre tan linda conmigo me dio mucho amor y ánimo. Me dijo que estaría bien. Mi hijo mayor también me escuchó y fue a brindarme su apoyo, recuerdo mucho sus palabras: —"No importa lo que pase, siempre estaremos juntos" fue una muestra de amor puro en mi familia.

Mi esposa me ayudó a entender que no todo estaba perdido, me dijo, —"Quizá puedas perder tu vista, pero jamás perderás tu visión" Yo estuve en completo acuerdo, "quizá pueda perder la vista, pero **jamás perderé mi visión**, y aun ciego, continuaría escribiendo libros e impartiendo mis conferencias" los tres nos fundimos en un amoroso abrazo.

Al día siguiente mi esposa y mi hijo, me llevaron a consulta con el oftalmólogo. Después de revisarme, el Dr. me dijo que, debido a mi desbalance con mi alta glucosa en la sangre, mi retina se había descompensado, pero que mientras se controlara mi alta presión y mi glucosa, mi vista volvería a ser normal; pero si continuaba con mis malos hábitos alimenticios, entonces corría el riesgo de perder la vista.

Lo que me dijo el Oftalmólogo, de cierta forma me tranquilizo. Esto confirmaba que, el que yo mejorara mi salud, dependía completamente de mí decisión y empeño en sanar.

No niego que, por momentos me desespere debido a que no podía ver muy bien. Yo tengo un hijo con necesidades especiales, y dentro de sus limitaciones físicas está en que es ciego de nacimiento, y debido a su lento desarrollo mental él depende completamente de nosotros en su diario vivir. Por breves instantes cruzó por mi mente que pudiéramos ser dos ciegos en casa. Me aterraba la idea, no tanto de ser ciego, sino de convertirme en una carga para mi esposa y mis hijos. Con esto no quiero decir que mi hijo invidente sea una carga, por el contrario, es una inspiración y fortaleza viviente; y él me inspiró grandemente para seguir adelante

Desde el primer día que llegué a casa, después que me dieron de alta en el hospital, mi esposa y mi hijo Erick compraron los ingredientes necesarios para preparar una comida saludable, no solo para mí, ahora toda la familia estaba envuelta en mi pronta recuperación. Comencé comiendo ensalada de verduras, acompañadas con un poco de arroz, y carne de pollo o salmón.

Le dije a mi esposa que continuaría tomando jugos de fruta natural, pero sin azúcar; además incluiría en mi alimentación, jugos verdes (hechos con verduras frescas, como espinaca, nopal, apio, limón y chía) más adelante te compartiré algunas recetas prácticas, deliciosas, económicas y sobre todo nutritivas de dichos jugos.

En los primeros 4 días que salí del hospital, seguí al pie de la letra las indicaciones del médico, sobre como tomar los medicamentos y checar mi glucosa dos veces por día. **No sé** si era mi impaciencia, pero no veía mejoría alguna; a pesar de haber dejado la azúcar en los jugos y en el té, mis niveles de azúcar no bajaban como yo hubiera deseado.

Repito, no note los cambios; hasta que decidí dejar los medicamentos, y solo atenerme a comer balanceadamente. Comencé a ver resultados en mi salud, poco a poco fui recuperando mi energía, e incluso cuando fui a hacerme mis análisis de sangre, el Doctor se puso contento con los cambios logrados, había logrado estabilizarme y según en las palabras del médico que me atendía, me dijo que era la primera vez en sus 30 años de carrera, que un paciente con diabetes se recuperara de esa forma. Me felicitó y agrego; —"Los medicamentos están haciendo su trabajo, continua al pie de la letra tomando tus medicamentos y sigue con tu dieta."

Con mucho respeto para el personal médico, pero yo sonreí interiormente, ya que mi familia y yo sabíamos que ya no tomaba ningún medicamento; sin embargo, me sentía mejor en mi salud y me puse más feliz.

Se dice que un hábito se genera de 21 a 30 días de repetir la misma actividad, yo generé el buen habito alimenticio; había tomado la firme decisión de poner mi bienestar (salud) en mi lista de prioridades; pudiera sonar muy egoísta de mi parte, pero <u>me di cuenta de que, si yo estaba bien, mi familia también lo estaría.</u> Así es que bien vale la pena poner en práctica un buen hábito alimenticio y sobre todo saludable, aunque para algunas personas esto representa sacrificar darle el gusto al paladar.

Por ejemplo, en mi caso; yo era muy goloso con las comidas dulces, como el pan dulce, donas, los postres, galletas, pastelillos, aguas frescas e incluso gaseosas. Y créeme que me costó trabajo reducir y posteriormente eliminar el consumo de estos alimentos, pero obviamente *pesaba más mi deseo de* ***ser sano otra vez****, así es que ya* ***no lo vi como sacrificio, sino como beneficio.***

Repito que, el diagnostico que me dieron de diabetes, lo tomé como otra oportunidad de vivir plenamente, no lo vi como una desgracia, sino como una bendición, para que despertara de mis malos hábitos, dicha experiencia me dejó mucha enseñanza positiva, ya que debido a esto valoré aún más mi salud y reafirme mi compromiso de vivir a plenitud y; **mi salud juega un papel súper importante en la vida plena.**

Dentro de esta dura y grata experiencia de la diabetes, me encontré con muchas personas que me decían, —Ah, tienes diabetes, no te preocupes, es controlable, solo es cuestión que tomes tus medicamentos. Otros me decían, —No te espantes, puedes controlar tu diabetes, a mí me diagnosticaron hace 10 años y mírame sigo viviendo con mi dieta y mis medicamentos. Otros más agregaban, —Olvídate de la dieta, mira yo como de todo y mi diabetes la tengo controlada, solo me inyecto mi insulina y listo.

Algunas de estas personas que me hacían ese tipos de comentarios, incluso ya habían perdido algún dedo, su pie o su pierna, aunado a la gradual perdida de la vista. Pero según ellos estaban en control con sus medicamentos y su dieta que frecuentemente quebraban.

Respeto las creencias y la experiencia de cada persona, pero lo que podía ver en este tipo de comentarios es que, ellos no habían controlado la diabetes, más bien ellos estaban bajo el yugo de los medicamentos y el tipo de alimentación que sin duda alguna, les estaban dañando más de lo que les beneficiaba. Bueno al menos este es mi punto de vista.

Con toda honestidad de mi parte, no hacía caso de este tipo de comentarios, para mí era ilógico seguir sus recomendaciones, ya que, por ejemplo; como hacer caso de alguien que te recomienda una infalible receta para bajar de peso cuando la persona que te lo dice tiene sobrepeso. O como hacer caso a alguien que te dice la manera más fácil y rápida de hacer negocios o hacerte rico, cuando dicha persona está en la miseria económica y tienen una mentalidad pobre.

Si, ciertamente las experiencias de otras personas deben servir para enseñarte, aprender, y ahorrarte tiempo, dinero y esfuerzo. Pero debemos tener cuidado para ver de quien viene el mensaje, si viene de alguien que tiene la experiencia y quiere ayudarte, o el consejo viene de alguien que solo escuchó la experiencia en otro lado, pero que dicha persona jamás ha experimentado lo que está recetando o aconsejando.

Por ejemplo, es como aquella persona que jamás en su vida ha invertido en la bolsa de valores, pero que recomienda a otros no hacerlo, solo porque conoció a un vecino que tenía un compadre, que su compañero de trabajo tenía un primo, que conocía al amigo de su tío que tenía un socio el cual invirtió en la bolsa y le fue mal. Te das cuenta de este ejemplo, esta experiencia no viene de primera mano de quien da el consejo, ni siquiera de terceras manos, sino quien sabe de cuantas más. En este caso te recomiendo estimado lector, solo escuchar, pero antes de tomar la sugerencia como real, verdadera y efectiva, es mejor que te detengas un momento y cuestiones si en verdad te beneficia o solo estaría bloqueando tu potencial.

Las advertencias, sugerencias, consejos o experiencias compartidas son valiosas y dignas de tomarse en cuenta si provienen directamente de quien las experimentó. ¿Cómo puede hablar alguien sobre como vencer las adicciones, cuando dicha persona no ha sido adicta?, ¿Cómo hablar sobre como criar hijos cuando la persona que habla no ha sido padre o no tiene a nadie bajo su responsabilidad como hijo? Igualmente, ¿Cómo puede alguien hablar sobre cómo superar el cáncer, cuando dicha persona, no ha sido sobreviviente de dicha condición?

Y así, podrías generar una larga lista de ejemplos en donde se podrá valorar y apreciar la verdadera experiencia que se transmite con el único objetivo de generar un bien, salud y prosperidad, no infelicidad, retraso y enfermedad.

¿Tratamiento o dieta?

En mi opinión, algunas personas fallan en generar buenos hábitos, en este caso alimenticio o de salud, porque lo piensan en manera de dieta. La dieta no lo toman como algo importante, sino como algo que se puede romper y no pasa nada. Lo vemos por ejemplo en las personas que quieren bajar de peso, y como aún no están convencidos del todo de bajar de peso, sin que sea gradual siguen una rigurosa dieta, quizá implantada por alguien, un médico, un amigo o quizá un familiar, pero como no es totalmente su compromiso, llega el momento de tanta tensión, tentación y ansiedad que rompe la dieta y vuelve no solo a recuperar el peso perdido, sino a ganar aún más.

Es diferente, cuando la persona se pone en tratamiento, esta lo toma más en serio y no claudica, hasta terminarlo, para esto, cuando llega el fin de su tratamiento, bien ya pudo haber generado buenos hábitos y sería más fácil continuar así. Pero, si dicho tratamiento también fue impuesto por alguien se corre el riesgo de volver a caer en tentación de la rutina diaria que tenía el paciente antes del tratamiento.

Pero ¿Que puede ser más eficaz un tratamiento o una dieta?

Ninguno de estos puede ser totalmente eficaz e impactante, mientras TÚ no decidas tener dicha mejoría, en otras palabras, **que sea tu propia decisión de tener una excelente salud.** De esta forma te será más fácil llevar a cabo cualquier cambio poderoso y positivamente impactante en tu vida. Esto no solo se aplica a tu salud, sino a una total armonía en tu vida.

Permíteme compartir otro ejemplo del porque no funcionan las dietas o tratamientos en algunas personas, por ejemplo; yo he compartido que el tomar jugos verdes, aparte de nutrirte bien, regula tu nivel de azúcar en la sangre; algunas personas me tiran de loco me ignoran completamente y se atienen a sus medicamentos para poder estar "estables o controlados" bajo los efectos de los fármacos.

Otras personas me escuchan y parcialmente ponen en práctica mi sugerencia, pero como no cambian algunos de sus malos hábitos alimenticios, dichos jugos no hacen al 100 % su trabajo, dando pocos resultados que son desapercibidos en las personas y estas se rinden fácilmente, dejando los jugos a un lado y continuando con su antiguo mal hábito de alimentación, ateniéndose nuevamente a ser controlados por los medicamentos.

Yo sé que físicamente todos somos diferentes en estatura, color, corpulencia, etc. con esto no quiero decir que alguien tenga dos corazones y otro no tenga, o que otra persona tenga tres sistemas digestivos y otro tenga 5 riñones con dos cerebros y medio corazón, sino que internamente somos iguales, nuestros órganos y sistemas trabajan idénticamente, y aunque, todos tengamos gustos en ropa, sabores y colores diferentes; en esencia somos iguales.

Con lo anterior me refiero que, algunas personas, rechazan los beneficios por ejemplo de los jugos verdes, sin siquiera probarlos, dicen en forma sarcástica, —Yo no soy conejo o burro para estar comiendo ensaladas de verduras ni jugos verdes. Otros se dan la oportunidad de probar al menos, y aunque hacen gestos de disgusto, lo toman con la probabilidad de que les podría hacer bien tomarlos.

Algunos más, en cambio analizan, aplican cierta lógica y prueban con la confianza de obtener un beneficio en su salud. Estas personas consciente o inconscientemente están dando la orden con sus palabras y acción de tener salud y por respuesta lógica a su deseo, se crea la salud por decreto divino.

Lo curioso de esto y aunque suene sorprendente es que, **TÚ tienes en tus manos el poder de sanar cualquier padecimiento o apariencia de**

enfermedad; como lo es en este ejemplo, derrotar a la Diabetes. Solo es cuestión de poner en balanza, que es lo que quieres realmente en tu vida, ¿Tener una apariencia de enfermedad, lamentarte y vivir siempre en el yugo del dolor y los efectos de los medicamentos?, o ¿Vivir plenamente, sin ataduras de dolencias físicas, o malestares desagradables que conllevan la dependencia de las diferentes medicinas y tratamientos médicos? Tú decides.

Aquí te comparto nuevamente una de las herramientas que, sin duda alguna, me ayudó a tener fortaleza y a vencer mi diagnóstico de diabetes. <u>Todos los días, vivía, agradecido por la nueva oportunidad que se me brindo de vivir un día más</u> y repetía esto para mí mismo y para el universo *"Gracias por permitirme regenerar mis células fuertes, sanas y felices"* Lo decía por las mañanas, en la tarde y antes de acostarme a dormir, pero no solo las repetía como disco rayado, sino que cada vez que lo decía, me concentraba y realmente visualizaba trabajar a mis células arduamente para regenerarse fuertes, sanas y felices. En verdad me daba mucha emoción, me sentía feliz, satisfecho y agradecido de que así fuera, y efectivamente sucedió.

Mi familia me ayudó mucho en mi rápida recuperación, ya que era muy goloso con los postres y comidas dulces; confieso que solo no lo hubiera logrado fácilmente. Tanto mi esposa, como mis hijos no me privaron de comer cosas, pero si con amor me recordaban que yo era importante para ellos y por tal razón mi salud también debería ser importante para mí. Los cambios en mi alimentación, aunque radicales fueron dándose gradualmente, y creo que es una de las razones por la cual muchas personas no aguantan las dietas, porque quieren hacer enormes cambios y tener resultados rápidos, por ejemplo, quieren de la noche a la mañana siguiente, bajar de peso o quieren recuperar su salud en un tronar de dedos, en otras palabras, quieren recuperar su salud en un minuto lo que les tomo años en deteriorarla.

Repito, los cambios en mi estilo de comer se dieron gradualmente, pero con firmeza. Por ejemplo, si antes me comía tres o cuatro tortillas por día, las reduje a dos y luego a una, al igual que mis golosinas preferidas, las galletas, podía fácilmente comerme una docena, pero después las reduje a una o máximo dos, hasta que gradualmente pude resistirme a no probar una, y cuando realmente se me antojaba mucho solo comía la mitad, para mí era muy duro romper años de malos hábitos en solo unos días, pero con la firme decisión que había tomado y porque estaba consciente que quería una mejor calidad de vida, que estar atado de por vida a una dieta forzosa y a medicamentos que a la larga me afectarían otros órganos de mi cuerpo.

Otro de los malos hábitos que deje fue el de tomar mucha gaseosa, recuerdo muy bien que antes, cuando iba al supermercado con mi esposa, le decía a mi esposa, compra gaseosas para tener de reserva por si alguien nos visita, pero la realidad es que yo me las tomaba solo y esto indudablemente me afecto mi salud. Ahora puedo resistir fácilmente sin tomar gaseosa, y cuando llego a probar una, mi paladar lo rechaza, ya no es agradable para mí, pues ahora estoy impuesto a _comer saludable y a tomar agua alcalina,_ pero, repito; debe ser por decisión propia, con firmeza y convicción de estar saludable.

Mi alimentación básica era una ensalada de verduras, un jugo verde, pero entre mis comidas, también comía queso fresco, leche, yogurt, jamón, pollo asado o pescado, además de almendras, nueces, cacahuates, fruta y uno que otro postrecillo dulce que me comía a escondidas de mi familia.

En este punto, aclaro que a mí me funcionó hacer el cambio gradual, pero sin tomar mucho tiempo, ya que de otra forma se caería en el auto engaño, diciendo antes comía dos libras de carne al día ahora ya solo como un pequeño trozo; o antes tomaba tres gaseosas al día, ahora solo tomo una diaria, pero ya han pasado más de seis meses… Discúlpame, pero esto no funciona así; igualmente sigues dañando tu salud. Sí el cambio va a ser gradual que este sea lo más rápido posible, pero lo más recomendable es hacerlo de un solo golpe, esto es realizar el cambio en cuanto se toma la decisión; como lo expreso en mi libro "Las 5 Virtudes: _Toma la decisión, actúa y persiste._"

Cuando llegó el tiempo para hacerme otros análisis de sangre, los resultados arrojaron mejoría en mis niveles de glucosa, pero mis triglicéridos no bajaban mucho, así es que me di cuenta de que no bajaba mi colesterol malo, debido a los lácteos que ingería, decidí también dejarlos, lo hice gradual y constantemente. Y aunque me daba mis pequeños gustos culinarios de comer deliciosos postres dulces, mis niveles de glucosa se mantenían bien debido a mi adorada frase: *Gracias por permitirme regenerar mis células, fuertes, sanas y felices, agregando mis deliciosos jugos verdes*, que ya para este tiempo me sabían a gloria.

Los medicamentos que me recetaba el doctor, los iba acumulando, pues no tomaba ningún medicamento, solo me picaba el dedo para verificar que efectivamente mi glucosa estuviera controlada. El continuar revisando mi glucosa, no es que desconfiara de la efectividad de los jugos, sino que de alguna forma quería documentar mi progreso en mi salud.

El tiempo pasó muy rápido y yo cada día me sentía más estable, lleno de energía, y aunque comía más, curiosamente no gane sobre peso, me mantuve en un peso ideal a mi estatura y mi densidad ósea.

Pasaron otros seis meses y fui a otros exámenes de laboratorio ordenados por mi médico de cabecera, cuando me dieron los resultados, todas las cifras estaban mucho mejor, e incluso esta vez ya no tenía alto mi colesterol, el doctor me felicito una vez más por estar al pendiente de mis medicamentos, ejercicio y dieta. Pero honestamente NO tomaba ningún medicamento. Interiormente me sentía mal mentirle al doctor, en un par de ocasiones quise decirle la verdad de que no estaba tomando medicamentos, pero callé y solo le dije que sí, que continuaría tomando mis medicinas.

Antes de padecer los síntomas que me llevaron al hospital, cuando me diagnosticaron y estaba tomando medicamentos, en ese periodo de tiempo observé que fácilmente me enojaba por cosas insignificantes, me ponía de mal humor y rápido perdía la paciencia, pero curiosamente; después de dejar de tomar medicina, y comer saludable, mi humor cambio, no me enojaba y hasta era más paciente, no sé si se deba exclusivamente al medicamento o fue gracias a la combinación de mi actitud positiva, mi buena alimentación y al no consumir medicamentos, pero yo le encontré relación directa, todos los síntomas, mi humor, enojo, cansancio y falta de energía, con los medicamentos, y mi mala costumbre de comer.

Todo lo que te sucede es el resultado directo de lo que haces o dejas de hacer. A fin de cuentas, todo es experiencia pura. Y el diagnostico de diabetes que me dieron, lo asimile como una oportunidad de mejorar mi salud; esta actitud influyó en mi familia, quienes a su vez me influyeron positivamente.

Quiero hacer mención que recibí una gran influencia positiva por parte de mis hijos; quienes después de ver mi condición con apariencia de diabetes. Ellos tomaron la decisión de ser veganos, y viendo su ejemplo en su estilo de comer, yo también decidí ser vegano, aunque honestamente me costó trabajo, debido a mis 50 años con malos hábitos alimenticios.

Anteriormente podría decirse que yo comía de todo un poco: helado, gaseosas, licuados, pastelillos, carne, leche, queso, yogurt, etc. y a la vez mucho dulce. No tenía mucho la cultura de comer mucha carne, pero no podía decir que era vegetariano, comía un 80 % verduras, legumbres y frutas y un 20 % carne.

Durante este proceso de cambio, por ese momento se me hizo un poco difícil, pero para poder vencer a la tentación de volver a mis malos hábitos alimenticios, *puse en balanza: Por un lado, el vivir enfermo, estar tomando medicamentos de por vida y dependiendo de las ordenes médicas, junto con sus desordenes y complicaciones propias de la apariencia de enfermedad. Por el otro lado de la balanza, puse una vida plena, saludable, prospera, feliz, armoniosa, fortalecida, y amorosa... por supuesto que ganó este lado de la balanza de mi vida, así es que* ***vi mucho beneficio el cambiar y ser vegano.***

El convertirme gradualmente en vegano, vi una

increíble transformación en mi salud.

Antes de continuar quiero hacer una breve descripción en la diferencia entre ser vegetariano y ser vegano.

La persona vegetariana como de todo, menos carne de ningún tipo.

La persona vegana, no come nada que provenga de animales, esto obviamente incluye carne, leche, queso, yogurt, miel de abeja y huevo, además de que elige no comprar ni vestir ningún artículo que este hecho a base de producto animal, por ejemplo, zapatos, cinturones o chamarras de piel. Tampoco apoya los eventos en donde hacen trabajar a los animales, como el circo y el zoológico, por ejemplo. Además, hace conciencia de respetar la vida y libertad animal.

Referente al consumo de carne, quiero resaltar un dato muy interesante e impactante. Yo he dicho que, dentro de la violencia doméstica, existen dos elementos, el abusador y el abusado; y esto se debe a que los dos tienen baja autoestima, lo he dicho en mis conferencias y ahora complemento, que; las personas abusadoras y violentas tienen como referencia que comen carne. Esto es que la persona que consume carne absorbe las toxinas, el estrés, miedo y adrenalina de terror que sufre el animal antes de morir. NO he conocido a una persona vegana que sea violento y no lo voy a conocer jamás, ya que los veganos, además de cuidar lo que comemos lo balanceamos con una actitud mental positiva, pensamientos creativos, meditación y ejercicio.

Te comparto un mito que, solo tu cuerpo obtiene proteína comiendo carne; pero la verdad es que todos los vegetales, frutas y granos (semillas) aportan proteína, unos más otros menos.

Otro dato importante es que, <u>El exceso en el consumo de proteína</u> animal puede provocar ácido úrico alto, (gota) y este exceso de proteína es adquirido por el consumo de carnes rojas. Cosa que jamás vas a adquirir exceso de proteína comiendo frutas y verduras.

Fue un tanto difícil para mí cambiar mi rutina de comida a la forma vegana. Pero al haber tomado esta decisión, obtuve mejores resultados en mi salud, a mi criterio creo que he logrado mejor condición de salud en este año que soy vegano que el resto de mis pasados 50 años. Aparte de que me siento maravillosamente bien, lleno de energía, salud y ganas de vivir a plenitud, he aquí otra de las razones por las que personalmente vi un gran beneficio en mi vida al hacerme vegano.

Pasaron otros seis meses y por mi negligencia, no fui a hacerme los exámenes de sangre; y con toda honestidad de mi parte, también fui negligente por no recoger mis medicamentos ordenados por el médico (aunque no los tomaba), así es que pasó como un año y el médico me solicito que fuera a consulta, para darme seguimiento con mi diabetes, cuando fui me hicieron la clásica encuesta sobre que medicamentos estaba tomando, el cual les respondí que ninguno, que ya se había terminado la autorización y que la farmacia requería otra receta para poder surtirme los medicamentos.

El doctor se enojó mucho conmigo, me dijo: — ¿Qué tiempo tienes sin tomar tus medicamentos? Yo le respondí, —como seis meses. El abrió sus ojos sorprendido y agregó, — ¿Cómo es posible que tengas seis meses sin tomar tus medicinas? ¿Porque no te comunicaste conmigo para que te diera otra receta?, Que no ves que estás poniendo en peligro tu vida, estas descuidando tu diabetes, tu azúcar va a aumentar, podrías tener complicaciones, etc. etc. -

Me llamó la atención, su regaño me pareció a un fuerte sermón, acompañado por un jalón de orejas por cometer el más horrendo de los pecados...cuidar de mi salud.

El doctor continuo exaltado, enojado conmigo por mi negligencia, me dijo que ya había tirado por la borda los avances que habíamos tenido en mi diagnóstico, e incluso me mostro una gráfica, en donde tenía los primeros análisis clínicos que me hicieron en donde mis niveles de azúcar estaban por el cielo, y luego fueron bajando hasta tener estabilidad, puso su dedo indicando el último resultado del laboratorio y agregó— veras como después de tus análisis de hoy, tu azúcar se va disparar otra vez y la gráfica lo va a demostrar.-

Sus grandes ojos expresaban realmente enojo por mi negligencia, yo solo acerté a decirle, —No se preocupe, me siento y estoy bien. -Él me dijo, —Sí los resultados muestran lo contrario, me temo que esta vez te aumentare la dosis de medicamentos o quizá ya necesites inyectarte insulina.

A decir verdad me sorprendió la reacción de enojo del médico; quiero pensar, porque le interesaba mi salud y por eso se enojó, porque me había descuidado según él, pero la verdad que cada vez que iba a su consulta y veía resultados positivos, me recomendaba continuar con mis medicamentos e incluso que ya podía tomar una gaseosa en cada comida, (como es que un doctor sabiendo que tienes diabetes te recomiende tomar una gaseosa en cada comida, si como tres veces, esto implica tres gaseosas por día, o más de 20 cucharas de azúcar por día.)

Llegó el día en que me citaron en la clínica para darme el resultado de los análisis de sangre, todo estaba en perfecto balance, mi presión arterial, mi colesterol, mi hemoglobina, mi glucosa, peso, orina, etc. El doctor estaba realmente sorprendido, me dijo, —Te felicito, no sé cómo le has hecho, pero todos tus resultados están excelentes, es más, me sorprende ver que, según los resultados del laboratorio… ***Ya no tienes diabetes,*** así es que ya no hay necesidad de que continúes tomando medicamentos. -

Su rostro era como una combinación de alegría, frustración, sorpresa y confusión, el doctor no podía creer lo que los análisis clínicos decían, y como las gráficas, de acuerdo con dichos resultados, reflejaban una estabilidad y total control, sin necesidad de medicamentos.

Yo me mordí la lengua para no decirle que desde la primera receta no tomaba medicina y eso ya era dos años atrás. Yo sonreí satisfecho y reiteré mi gratitud con el doctor, diciéndole, — hicimos un buen trabajo de equipo. –

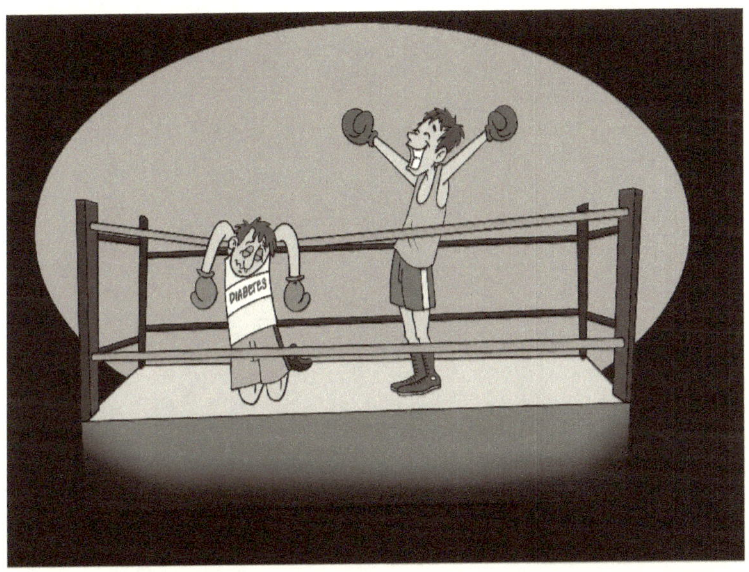

Todo lo que te sucede es el resultado directo de lo que haces o dejas de hacer. A fin de cuentas, todo es experiencia pura.

4

NO DEJES QUE TE ENGAÑEN CON MEDICAMENTOS

(Que solo te dañan más de lo que te curan)

Qué ironía de algunas personas que normalmente se quejan de la salud, de la economía y la educación escolar, pero curiosamente la mayoría de las personas están acostumbradas a poner su felicidad, su salud, y sus finanzas en manos de otra persona.

Dichas personas, regularmente dependen de un empleo, confían su dinero al banquero, en vez de prepararse para cuidar de sus finanzas, inversiones e ingresos. Igualmente confían su salud a los médicos, pero honestamente, ¿Cuál es el negocio de algunos doctores en medicina? Su negocio no es curar, sino mantenerte enfermo. (Para que no se escuche feo, digamos que disfrazan los síntomas)

Las estadísticas son estudios de datos e información, realizados con el fin de informar sobre la situación de un sector que nos ayudan a entender, al menos, un poco sobre un tema en específico, por ejemplo, si se habla del número de nacimientos por año, en continentes, países o suburbios. Las gráficas que representan la información mediante las barras, círculos o algún otro tipo de gráfico, nos ayuda a entender si la población de X sector está disminuyendo o aumentando.

Cuando me dieron el diagnostico de diabetes, pase a formar parte de las estadísticas de gente con diabetes, e igualmente a ser considerado como un posible candidato a complicaciones, como perder la vista o alguna de mis extremidades, necesitar diálisis y morir bajo las garras de dicha condición, (según las estadísticas, no mías.)

No voy a adentrarme mucho en números, pero como referencia, podría mencionar que por el año de 1985 había un estimado de 30 millones de personas con diabetes tipo 2 y diez años más tarde había aumentado a más de 130 millones. Ya entrado el año 2005 había sobrepasado los 200 millones y diez años más tarde rebaso los 300 millones de personas con diabetes en el mundo.

Estos datos no son descritos con los números exactos de las estadísticas, es solo para que te des una idea, estimado lector, sobre los gigantescos incrementos de gente que tiene esta apariencia de enfermedad. He escuchado a algunos doctores que la diabetes no se cura, solo se controla con medicamentos. Respeto su opinión, a mi criterio, la apariencia de diabetes se puede revertir.

En lo personal no me gusta formar parte de este tipo de estadística, pero <u>si habría que formar parte en alguna estadística, prefiero que sea en las estadísticas de gente emprendedora, saludable, feliz, prospera y rica.</u>

Repito que, cuando me diagnosticaron con diabetes, no fue porque me la gané en un sorteo, ni fue producto de mi buena o mala suerte, sino, se debió a mis malos hábitos alimenticios, yo fui el único responsable de este diagnóstico. Pero dicha apariencia de enfermedad no la tomé como algo desastroso en mi vida, sino como una alerta y a la vez una cortés llamada de atención.

Yo no me fije mucho en los posibles padecimientos, síntomas o consecuencias fatales que pudiera tener dicha apariencia de enfermedad, por el contrario, me enfoque solo en restablecerme, en ordenar a mis células y demás organismo que trabajaran arduamente y a la vez armoniosamente en regenerar mis células fuertes, saludables y felices, (como lo menciono en mi libro Voluntad de Hierro)

Dado que estoy consciente que mi cuerpo se puede regenerar, solo *puse mi pensamiento que dio la orden a mi cuerpo de hacerlo saludable, y así fue, todo mi sistema trabajó en equipo para desarrollar un nuevo tipo de pensamiento positivo, un sistema de alimentación diferente, más nutritivo, saludable y regenerativo.* Esto me permitió desechar la apariencia de diabetes. Fue un trabajo de equipo entre mis pensamientos positivos, mi buena alimentación, el apoyo de mi familia que cuidaban lo que comía y no puedo quitar el crédito al personal médico que de alguna forma estuvieron atentos al buen desarrollo de mi estabilidad en mi salud física.

Opte firmemente a no tomar medicamentos que me fueron recetados, basado en una experiencia indirecta y personal a la vez. Indirecta porque la experiencia que voy a describir, le pasó a mi hijo Eduardo. Y personal porque mi esposa y yo somos los responsables de la salud de mi hijo.

Mi hijo Eduardo nació prematuro y con ello muchas complicaciones de salud, (hechos que narre en mi primer libro, "Comenzando Bajo Cero")

Él tomaba mucho medicamento, para los pulmones, para la constipación, para la acidez, para el exceso de hierro en su sangre, para el mareo o vomito, para el dolor, para que duerma, solo por mencionar algunas. Pero Eduardo Jr. Seguido se enfermaba; yo tomé la decisión de quitar gradualmente los medicamentos y vigilar muy de cerca sus reacciones (complicaciones o avances.) Comencé disminuyendo la dosis diaria y posteriormente eliminarlas por completo, fue un proceso lento pero consistente; con el grato resultado de ver más estabilidad y mejoría en la salud de mi hijo.

Algunos doctores de mi hijo, al ver que su salud estaba mejorando, nos felicitaron a mi esposa y a mí por cuidar bien de nuestro hijo, diciéndonos que continuáramos dándole las medicinas tal y como lo estábamos haciendo, (supuestamente;) siguiendo las instrucciones de la receta del doctor, pero la verdad era otra, ya habíamos eliminado un 90% de medicamentos. Mi esposa y yo estábamos felices de los resultados, aunque nunca les dijimos la verdad a los doctores, sabíamos interiormente que no entenderían, (llamémosle así), nuestra intuición de padres.

Esta experiencia nos dio más confianza, ya que, según el diagnóstico de algunos médicos; mi hijo Eduardo no pasaría de los 3 meses de vida, pero gracias al cuidado en equipo mi hijo ha cumplido 15 años, que, de haber continuado llenándolo de medicamentos; o bien su salud se habría complicado aún más, o ya estuviera muerto.

La experiencia adquirida de más de una década con el cuidado de mi hijo con necesidades especiales me dio más fortaleza y confianza al decidir en mi persona ya no tomar ningún medicamento por mi apariencia de diabetes. Con agrado, felicidad y gratitud puedo corroborar que dicha decisión resultó positiva; de otra forma quizá ahora estuviera mi salud más deteriorada.

Estimado lector, si tú padeces de alguna condición de salud, no te estoy recomendando que dejes de tomar tus medicamentos, a menos que tú lo decidas así. Solo te estoy compartiendo mi experiencia personal, que sin duda alguna me ayudó enormemente a eliminar mi apariencia de diabetes.

Antes de que tomes cualquier decisión, ten en cuenta que, los medicamentos son diseñados para cubrir o más bien disfrazar los síntomas, no para curarlos, porque incluso los médicos no dicen directamente, te vas a curar tomándote estos medicamentos; te dicen tomate estos medicamentos, te pueden ayudar a sentirte mejor, pero no te dicen te van a curar. ¿Y sabes que pasa al tomar dichos medicamentos? Pasa que, disfrazan los síntomas y causan en la mayoría de los casos, efectos secundarios que a la larga son más molestos o graves que el síntoma original por el cual te recetaron el medicamento, por lo tanto piensa si te benefician o te dañan aún más.

Disfrutando de una salud plena

Un testimonio real de un exitoso empresario que goza de plena salud y una vida en desarrollo.

Desde niño, normalmente comía lo que me daban mis padres, nunca fui aficionado a comer carne. Cuando emigré a los Estados Unidos de América me hice vegetariano; Esta decisión la hice cuando leí un libro llamado "La basura que comemos y sus transgénicos" este libro despertó mi mente en cuanto la calidad de comida que estaba consumiendo. Posteriormente hice el cambio a vegano, como resultado de mi búsqueda de aprender más.

Siempre me ha gustado leer sobre ciencia y medicina, pero no a favor, ya que desde niño había sido muy enfermizo y continuamente mi papá tenía que estarme sacando de la escuela para llevarme a los consultorios y clínicas medicas por diversas condiciones de salud que padecía. Me pasaban cosas que yo no podía comprender.

La verdad no me gustaba mi condición de salud, así que hice cambios, me hice vegetariano y noté que mi salud comenzaba a mejorar. De hecho, cuando yo llegué a Estados Unidos, tenía 27 años y dolores muy fuertes en mis piernas; y curiosamente, cuando dejé de comer carnes, mis síntomas desaparecieron. Yo me di cuenta de ello y me dije, "espérate, aquí hay algo importante que está causando mi mejoría" y entonces nada más habría que acercarse a las bases de este hecho.

Afortunadamente adquirí el hábito de ser muy disciplinado en lo que hago y siempre me ha gustado buscar información de lo que necesito y de lo que creo que es de suma importancia para mí. Como un hecho impactante en mi vida, es que mi madre falleció de cáncer y el estar en constantes citas médicas, tratamientos y angustias por la mala salud; los doctores, incluso llegaron a decir, llévensela a su casa y esperen a que muera, para mí fue terrible, creo un poco de conciencia y me empujo a investigar, leer libros que la mayoría de gente no lee, esto me llevó a saber cómo vivir en forma saludable, feliz y prospera.

Hay mucha gente que piensa que leer este tipo de libros, están obligados a hacer cambios y les tienen miedo a los cambios drásticos, pero creo que es más drástico y dramático perder su salud de un momento a otro, precisamente por eso, por no hacer un cambio positivo a tiempo. No están dispuestos a perder el gusto sobre los alimentos, supuestamente, pero no saben lo que se disfruta cuando se convierten en una persona vegana, honestamente no tiene precio. Yo me considero muy afortunado saber lo que sé hasta este momento, (no lo sé todo) pero lo que he aprendido, me ha ayudado mucho, por ejemplo, lo menos que se pueda visitar a los médicos ya es una ganancia enorme. Yo me curo solo, la naturaleza y el cuerpo saben cómo recuperarte de algún padecimiento. He aprendido que, si te enfermas, no debes bloquear tu cuerpo con medicamentos, el mismo sistema del cuerpo busca la forma para recuperarse.

Cuando era niño y tenía muchos padecimientos, yo no me daba cuenta de ello, mi padre no mantenía mucha comunicación y creo que se preocupaba más por los amigos que por mí. Sé que todos somos especiales, pero desde pequeño no me ha gustado que me etiqueten dentro de lo que es normal para todos, así es que siempre fui un niño anormal por así decirlo. Por ejemplo, en mi juventud no me juntaba con otros de mí misma edad, sino con personas adultas de 50 o 60 años, quienes compartían su sabiduría, de esta forma yo aprendía mucho de ellos. Me preocupaba mi salud, y fue hasta que emigré a USA y después de leer el libro antes mencionado que despertó mi conciencia e hice los cambios necesarios para recuperar mi salud.

No fue fácil realizar los cambios, pero inicié el proceso. Aprendí de un maestro que dijo que el cuerpo tarda 7 años en desintoxicarse; en ese proceso estaba, ya tenía 5 años siendo vegetariano y un vegetariano come mariscos, huevo; y cada vez que comía mariscos, mi cuerpo reaccionaba y me salían erupciones en el cuerpo en la mano, en el brazo, codo, cintura, en general en las coyunturas y mi cara se me hinchaba como si me hubieran sacado una muela. Me dijeron que estaba en el proceso de desintoxicación, pero como seguía comiendo mariscos, el cuerpo reaccionaba, eran señales que el cuerpo me enviaba diciendo, necesitas parar de consumir esto. Afortunadamente lo deje de hacer y jamás me volvió a salir las erupciones en la piel.

Siendo vegetariano me cuidaba mucho, pero luego tome la decisión de hacerme vegano. Pero no sabía tampoco lo que un vegano come, sé que no carne, no derivados. Pero hay cosas que un vegano no puede comer. Lo comprendí hasta que leí un libro llamado "La Dieta de China" donde dice que hay veganos a veganos, pues hay también veganos chatarras, (panzones). Yo, siendo vegano; estaba desarrollando un estomago prominente que no me gustaba. Cuando leí el libro mencionado decidí que tenía que dejar todo, y todo; es todo que provenga de origen animal.

Desde que comencé siendo vegetariano y ahora vegano tengo 20 años en conjunto, y mi salud es mucho mejor. Hay gente que me pregunta ¿por qué me hice vegano? ¿Por salud o por gusto? Nadie se hace vegano por gusto, hay dos situaciones por las cuales una persona se hace vegana; Una es por Salud y la otra es por conciencia sobre los animales. Yo veo que no hay mucha conciencia sobre los animales, he visto a personas que se suben al escenario a dar su mensaje que hay que ser más espirituales, pero no toman en cuenta el respeto por los animales, ellos también sienten. Hay videos en donde se ve la crueldad, como los maltratan y luego los matan para comerciar y consumir su carne, eso a mí me impacta profundamente, entonces digo si hay algo que tengo que hacer es no dañar a los animales.

Aquí te expongo un ejemplo de dos empresarios, uno norteamericano y el otro mexicano. El mexicano le preguntó al empresario americano ¿Por qué se hizo vegano? El respondió preguntando ¿Tienes perros? Si, si tengo y los quiero mucho.

¿Por qué cuidas mucho a un perro y a un cerdo no, porque te comes un cerdo y no a tu perro, porque te comes una vaca y no un perro? Ahí, el empresario mexicano, entendió la lección y decidió ser vegano. Uno como empresario, también debemos cuidar este aspecto de proteger y respetar a los animales.

Cuando uno toma la decisión de ser vegano hay malentendidos, fricciones y burlas con los amigos e incluso dentro de la misma familia. Ponen sobrenombres como el Sr. Plantita, no entienden; y generaba discusiones. Por ejemplo, cuando había convivios yo me sentaba a comer y los demás socios a mi alrededor comían carne, yo les decía" cochinos que no fueran," estaba mal de mi parte; pero después comprendí que no tenía que enojarme ni discutir, tenía que respetar. Ahora les digo que disfruten sus alimentos y también espero que me respeten y me dejen disfrutar los míos.

En algunos convivios familiares ya no me invitan con el pretexto de que no cómo lo mismo que ellos, pero no se dan cuenta que lo importante es la convivencia; se han apartado de mi por ser vegano. Lo irónico de esto es que la mayoría de ellos ahora están enfermos, yo les dije que cambios tenían que hacer en su alimentación, e incluso me atreví a decirles "Les garantizo que su enfermedad desaparece" pero no hicieron caso, no quisieron cambiar sus hábitos alimenticios, ahora, algunas de dichas personas, desafortunadamente ya fallecieron.

Te comparto un testimonio real; una joven mujer de 20 años con cáncer; había sido desahuciada, tenía un tumor cerebral y solo le daban 6 meses de vida. La hermana de esta joven acudió a mi porque tenía referencia que como saludable, me comentó de su avanzada condición y que no querían que la operaran del tumor, ¿que podían hacer? Yo le dije que, si estaban dispuestos, podría sugerir algo, de todos modos; clínicamente ya no hay nada que hacer y no tienen nada que perder. Ellas respondieron, -Sí, estamos dispuestas, no tenemos nada que perder.

Mi sugerencia fue, "háganse veganos 100%, nada que vegetarianos, veganos 100%" les sugerí algunos alimentos, ellos lo hicieron, han pasado tres años y ella sigue con vida, los doctores, asombrados, le dijeron: "no sé qué has hecho, pero sigue haciéndolo" el tumor desapareció.

He conocido a muchas personas en criticas situaciones de salud, les doy algunas recomendaciones, porque yo no soy doctor, solo sugiero conviértanse en personas veganas, eso es todo; y las personas son responsables de su decisión.

La industria del veganismo ha mejorado e ido en aumento, en el 2016 solo era el 1% pero para el 2017 ya había incrementado un 600% de personas que se han convertido en veganos. Muchos jóvenes lo están haciendo por moda, pero lo están haciendo; ellos mismos se darán cuenta que su salud mejorará notablemente. Obviamente lo primordial es hacerlo por su salud y después por conciencia sobre el maltrato a los animales.

Pongámoslo así, las personas que tienen algún problema de salud, de cualquier tipo, vuélvanse veganos por 30 días, (los expertos dicen de 30 a 90 días) y si hay una mejoría entonces ¿Para qué volverán a sus hábitos alimenticios que solo les dañaba? ¿Por qué elegirían volver a estar enfermos?

Yo he experimentado muchos cambios en mi cuerpo, en beneficio de mi salud, solo por el hecho de ser una persona vegana. Los únicos doctores que visitamos son los dentistas. Lo más que podamos evitar al doctor, es mejor. En una ocasión me sentí mal y me llevaron al hospital, por problemas de estrés; pensando que era del corazón. Lo desconcertante es que tanto enfermeras como doctores, quieren hacer lo que les dé la gana, no entienden y no respetan el que sea uno vegano; a fuerza quieren que tome medicamentos. Yo les dije que no tomaría ningún medicamento porque soy vegano, solo necesitaba descansar y mi cuerpo se recuperó naturalmente.

Estimado lector, quizá te preguntes, ¿bueno si es vegano y come saludable, entonces porque se enferma? Los veganos también se enferman, (somos humanos) nos da fiebre, nos da gripe. Tenemos el control de lo que comemos, pero no tenemos el control del medio ambiente; pero nos enfermamos con menos frecuencia y cuando esto sucede, nos recuperamos más rápido. Nuestro sistema inmunológico está más protegido y nuestro cuerpo sabe cómo recuperarse.

Como dijo el Dr. Campell, autor del libro El Estudio de China "La mejor forma de revertir la enfermedad, es convertirte en vegano"

He ido al doctor, por cuestiones de estrés, pero ya entendí que yo tengo que ser más consciente, relajarme y tomar las situaciones más tranquilo. Y aquí les comparto una actividad que te ayudará en cualquier tipo de situación de salud, LA MEDITACION.

Con la meditación se tiene la capacidad de detener la enfermedad. Todo lleva a lo mismo, lo que funciona es la disciplina, tanto para lo que uno come, pensar y hacer las cosas, repito, es cuestión de disciplina.

Para tener una buena salud, *no solo es la comida que va al estómago, sino también es alimentar el cerebro, meditar y leer cosas que te hagan crecer, es necesario una combinación de todo.* Lo importante es nutrir el cerebro, mantenerse aprendiendo, preocuparse por lo que le metemos al cerebro, te podrías imaginar que aparte de comer chatarra y darle mala información al cerebro, esto conlleva al desastre.

Por ejemplo, si vas al médico y te dice que tienes cáncer, y tú no tienes una mentalidad abierta, tomas la noticia como algo tan pesado que no puedes con ello, piensas en la enfermedad todo el tiempo diciendo me voy a morir, me voy a morir y te mueres; en cambio, si estás preparado mentalmente, lo puedes asimilar y mejorar tu salud. Una de las cosas es que hay que aceptar la condición, no negarla, porque al negarla, comienza una lucha en contra de la enfermedad y esta se arraiga, pero si se le acepta, entonces uno la puede manejar en forma positiva y desechar, porque está uno consciente que *nuestro sistema puede regenerarse.* Lo mismo pasa con los diagnósticos equivocados, que, al estar en negación, terminan siendo una realidad, cuando en verdad no se padecía de esa condición.

En general **tener buena salud es una combinación y balance de nutrición, salud física, mental y espiritual.**

Yo antes era vegano sedentario, esto es que no hacía ejercicio, y cuando comencé a ejercitarme, noté cambios increíbles en mi cuerpo, el hacer ejercicio, ayuda, no se necesitan ejercicios extremos, algo básico ayuda mucho. Y cuando descanso físicamente, lo compenso haciendo yoga. Así restauro lo que se pueda dañar.

Puedo decir que físicamente tengo una vida plena y convoco a la gente que pueda realizar los cambios necesarios a fin de gozar de una plena salud.

Ernesto Rubio Preciado

Empresario

Hoy estoy Feliz, pleno y satisfecho.

Feliz porque sé que soy un maravilloso ser, pleno de amor, salud y riqueza. Estoy **satisfecho**, no por lo que he logrado, sino por lo que soy, por lo que puedo crecer y compartir.

Sé que no hay situación difícil, barrera o prisión que me detenga, pues mi espíritu siempre es será libre, pleno en goce perpetuo sin aflicción de nada.

Sé el Primero

Hoy te convoco a que seas el primero, si el primero en amar, el primero en cambiar positivamente, el primero en perdonar, el primero en saludar, el primero en tomar acción.

<u>Que seas</u> el primero en ayudar, el primero en compartir, el primero en consolar, el primero en inspirar, el primero en brillar, el primero en visitar, el primero en llamar, el primero en sanar.

<u>Que seas</u> el primero en disfrutar, el primero en agradecer, el primero en limpiar, el primero en respetar.

<u>Sé</u> el primero en divertirte, el primero en cantar, el primero en bailar, el primero en sonreír, el primero en ser feliz.

<u>Decide ser </u>el primero en aprender, el primero en avanzar, el primero en progresar, el primero en tener riqueza, el primero en ser prospero.

<u>Hoy es un gran día</u> para ser el primero en brindar amistad, el primero en ser bondadoso,

el primero en ser creativo, el primero en innovar, el primero en ser un emprendedor, el primero en ser un gran líder, el primero en tener libertad financiera.

Hoy es el mejor momento para ser el primero en disfrutar las flores, el aire, el mar, el sol, la noche y las estrellas. **Y dado que todos somos uno, después que decidas ser el primero en todo, no habrá nadie en segundo lugar.**

Seremos al unísono, una sola oración, un solo pensamiento, un solo brillo de amor y una potente fuerza creativa.

Por lo tanto, hoy te convoco a que seas el primero, sí el primero en tener una vida plena… y contagiar todo tu alrededor.

Dado que todos somos uno, después que decidas ser el primero en todo, no habrá nadie en segundo lugar.

5

EL MEJOR TRATAMIENTO

El mejor cuidado está en la prevención, en un cambio drástico y positivo en tu vivir

El placebo es una sustancia que carece de acción terapéutica por sí misma, pero quien lo ingiere, con fe o convencido de obtener resultados positivos; produce un efecto curativo. Esto se debe a que el paciente, cree que tiene propiedades curativas. Así lo pone en su mente y así es el resultado.

A lo que me refiero con el efecto placebo, es que algunas personas con apariencia de enfermedad, han tomado una férrea convicción que el medicamento los va a ayudar a sanar, claro que les podría ayudar, pero mientras no cambien su estilo de vida en cuanto malos hábitos que desgasten inútilmente su energía, salud y economía, no va a suceder el cambio esperado y se mantendrán en un círculo vicioso de dolor, angustia, enfermedad, desgaste físico, estrés, e infelicidad.

Se ha comprobado que el placebo ha ayudado a algunas personas a mejorar su condición, esto quiere decir que si el placebo en realidad no tenía ninguna propiedad curativa y el paciente mejoró; Entonces la deducción es que efectivamente *lo que le órdenes a tu mente realizar es lo que va a ser.* Aquí refuerzo el porqué de mi pensamiento positivo y mis palabras al decir "Gracias por regenerar mis células Fuertes, Saludables y Felices" mi cuerpo escuchó la orden proveniente de mi ser a través de mi cerebro, entonces todas las células componentes trabajaron ejecutando dicha orden.

Si tú piensas que puedes o que no en ambas estas en lo correcto

Henrry Ford

He conocido personas, que, en mi opinión tienen más esperanza o fe en los medicamentos que en la comida natural. Esto significa que dichas personas prefieren tomar un calmante para el dolor de cabeza, por ejemplo; que tomar un relajante té verde o de manzanilla. Prefieren tomar pastillas para el estrés en vez de relajarse y tomar su adecuado tiempo de descanso. Prefieren tomar medicamentos laxantes en vez de comer frutas y que la evacuación sea lo más natural en vez de forzada. Toman medicamentos para dormir, en vez de relajarse, meditar, y alimentarse bien.

Lo que no se dan cuenta estas personas, es que cada vez se están haciendo más dependientes de los fármacos, cuando la solución está en cambiar su estilo en su alimentación. Igualmente, dichas personas esperan resultados acelerados, quieren cambiar su mala por buena salud en cuestión de minutos. Pretenden un cambio drástico y positivo lo que les llevo años de formar malos hábitos alimenticios.

Estimado amigo o amiga, si tu estas es este proceso, permíteme sugerirte que hagas un esfuerzo por cambiar tus hábitos alimenticios, para tener buena salud, no te desesperes y se persistente. Quizá los resultados no se noten inmediatamente, pero ten por seguro que tu cuerpo ya lo está asimilando y se darán los resultados positivos en tu salud. Con esto, no solo tú; te verás, te sentirás y estarás bien, sino que también impactaras positivamente a tus seres queridos. Serás un modelo de admiración en vez de ser una angustia más de tu familia.

Definitivamente el mejor tratamiento a cualquier apariencia de enfermedad es la prevención. Con prevención no me refiero a estar preocupados antes de enfermarse, no, no; por el contrario, si tú te alimentas y nutres bien tu cuerpo, ni siquiera necesitas de pensar en prevención o cura, ya que; tu sistema al recibir las porciones adecuadas de comida y los nutrientes necesarios, tu cuerpo estará pleno y saludable cada día. Tus células automáticamente se estarían regenerando una y otra vez en forma saludable.

Cuando en tus múltiples actividades se cruce en tu mente un pensamiento negativo, que tiene mucho que ver con la apariencia de enfermedad, de inmediato deséchalo, no te quedes con él, quémalo, rómpelo, tíralo a la basura, desvanécelo lo más pronto posible; de otra forma, dicho pensamiento negativo, se alojará en tu cuerpo como un mortal virus, transformándose en la fatal apariencia de enfermedad que habías pensado e imaginado tener.

Compartiré contigo algunos cambios fáciles y potentes que puedes hacer, para que tu cuerpo se recuerde siempre de estar saludable. Estos cambios a mí me han funcionado de maravilla, igualmente, he conocido a otras personas que también les funciona.

Pruébalo, no tienes nada que perder y mucho que ganar.

Por ejemplo, cuando alguien te diga o escuches decir a alguien:

—Vamos a orar por los enfermos. **Cancélalo**, es mejor decir "Vamos a orar por la salud."

—Que mal te ves, Estás enfermo, ¿verdad? **Bloquéalo**, y repite lo siguiente para ti mismo… "Me veo, me siento excelente y estoy saludable."

—Cuídate, porque con los cambios bruscos de clima la gente se enferma. **Deséchalo** y mejor di para ti mismo "Siempre disfruto este hermoso clima, me hace sentir pleno y saludable."

Además de cancelar pensamientos negativos, de bloquear venenosos comentarios y de, desechar energía negativa de alguien más; también puedes aplicar el método *ABCDE* para vivir a plenitud cada día.

Acepta que eres un ser pleno en salud, felicidad y prosperidad.

Bloquea cualquier pensamiento o energía negativa que pretenda disminuir tu potencial.

Convierte cada experiencia en una bella oportunidad de aprendizaje.

Diviértete, con alegría, da y recibe pensamientos y energía positiva.

Excede tus expectativas de vida. Siempre vive dando y esperando lo mejor.

Para que recuerdes que tu ser es sano, feliz y próspero, utiliza el efecto placebo a tu favor, ¿Cómo? Recordando cada día que, *tú ser es más poderoso que tu mente.* Que tu mente es la que ejecuta la ley a través de tu cerebro y tus demás órganos.

También debes recordar aplicar las virtudes que menciono en mi libro "Las 5 virtudes" (Amor, Gratitud, Perdón, Salud y Riqueza) ya que en mi opinión para que puedas ser feliz, vivir en paz y estar saludable, tienes que poner en armonía tu mente, tu cuerpo y tu espíritu.

El mejor tratamiento, está en la prevención de toda apariencia de enfermedad; y la prevención más efectiva es aceptando tu grandioso ser que vive en un maravilloso y saludable cuerpo, (el cuerpo que tienes) se puede moldear Fuerte, Sano y Feliz cuidando lo que comes, estar en actividad y descansando, formando una perfecta armonía entre tu ser, tu mente y tu cuerpo.

6

SUPER ALIMENTOS

Los alimentos que brevemente describo a continuación se pueden conseguir fácilmente, tienen muchas propiedades y beneficios nutricionales. En lo personal me han ayudado mucho en la mejoría de mi salud. Los recomiendo ampliamente, no se deben comer en exceso sino con moderación e irlos variando para no comer siempre lo mismo. La madre tierra y la naturaleza es tan abundante, es por eso que no tenemos por qué comer siempre una sola cosa, sino ir tomando y comiendo de la gran variedad; de esta forma se puede obtener, diariamente, los diferentes nutrientes que el cuerpo necesita para vivir una vida plena en salud.

Agua alcalina

Para comenzar a cuidar tu salud, te recomiendo tomar agua alcalina, ya que **No puede existir enfermedad alguna en un ambiente alcalino**. Que dicha agua sea al menos de un PH 7 hasta un PH 9.5.

Existen maquinas que puedes tener en casa o en tu lugar de trabajo, puedes comprar el agua o puedes hacer tu propia agua alcalina agregando el zumo de un limón, un poco de bicarbonato de sodio en un litro de agua, una pizca de sal y azúcar, lo hierves, dejas enfriar y lo tomas como agua natural. O simplemente agrega el zumo de un limón al agua que vas a tomar y eso trae muchos beneficios a tu salud.

Frutas

Aguacate

Consumir aguacate ayuda a la absorción de antioxidantes entre 2 a 15 veces más efectivo.

- Ácido fólico
- Potasio (más que los plátanos)
- Vitamina D, K, C, B5, B6, E, A, B1 (tiamina), B2 (riboflavina) y B3 (niacina).
- Ácido fólico
- Omega 3

- Magnesio, manganeso, cobre, hierro, zinc, fósforo
- Bajo en calorías
- 2 gramos de proteína
- 9 gramos de carbohidratos, pero 7 de ellos son fibra.
- No contiene colesterol
- No contiene sodio y son bajos de grasas saturadas
- Alto contenido de ácido oleico monoinsaturado (beneficioso para el corazón)
- Reduce el colesterol y triglicéridos.
- Contiene luteína y zeaxantina (son antioxidantes que reducen el riesgo de contraer cataratas y degeneración macular)
- Ayuda en la fertilidad masculina
- Ayuda a una mejor concentración
- Ayuda a encontrar y destruir células orales cancerosas sin afectar otras células sanas
- Ayuda a reparar el cabello opaco y seco
- Puede regular el peso corporal y la grasa abdominal
- Ayuda a absorber nutrientes de otros vegetales
- Es antioxidante
- Puede prevenir el cáncer
- Alivia síntomas de artritis
- Previene la retención de líquidos
- Regula los niveles de azúcar en la sangre
- Promueve el buen funcionamiento muscular y nervioso

Arándano

- Antioxidante
- Ayuda a mejorar y prevenir infecciones del tracto urinario
- Controla el nivel de azúcar en la sangre
- Ayuda a prevenir enfermedades cardiovasculares
- Previene y frena el desarrollo de la diabetes II
- Previene y ayuda en síntomas de los resfriados
- Rico en vitamina C, D, B y A
- Contiene fibra
- Minerales: potasio
- Efectivo en el tratamiento del síndrome metabólico
- Reduce el riesgo de enfermedad coronaria, hipertensión, obesidad y diabetes
- Fortalece el sistema inmune
- Ayuda a bajar el colesterol
- Mejora la función cognitiva (agiliza el cerebro)
- Alivia la cistitis
- Ayuda a tener agudeza mental
- Ayuda a mejorar la digestión y la vista
- Previene infecciones de los riñones, uretra, y próstata
- Mejora la circulación de la sangre
- Eficaz para tratar las heridas y úlceras

Calabaza Verde

- Contiene más potasio que un plátano
- Manganeso, zinc, calcio, hierro y fosforo
- Contiene fibra, es un buen regulador del intestino
- Es baja en calorías
- Es antioxidante
- NO contiene colesterol
- Disminuye el envejecimiento prematuro
- Ayuda a prevenir enfermedades
- Ayuda a mejorar la presión sanguínea
- Vitaminas A y C
- Rica en vitaminas B, B1, B2, B3, B6, folato y colina
- Tienen propiedades antidiabéticas y reguladoras de insulina
- Antiinflamatoria
- Puede ayudar a fortalecer huesos
- Ayuda a mantener la piel fresca y sana

Durazno

- ✓ El durazno protege la piel y la ayuda a hidratar.
- ✓ Ayuda a sanar los calambres y fatiga muscular.
- ✓ Contiene vitaminas del complejo B y C
- ✓ Minerales: potasio, calcio, sodio y betacarotenos.
- ✓ Tiene beneficios laxantes, diuréticos, digestivos y depurativos.
- ✓ Ácido cítrico.
- ✓ Ayuda al hígado en el proceso digestivo
- ✓ Contiene fibra y es antioxidante.
- ✓ Reacciona alcalinamente al cuerpo.
- ✓ Previene en envejecimiento prematuro.
- ✓ Ayuda a bajar de peso y a reducir las capas de grasa del cuerpo.
- ✓ Fortalece el sistema inmune y ayuda a eliminar toxinas.
- ✓ Ayuda a combatir tumores cancerosos y disminuye el colesterol malo.
- ✓ Además, contiene poca azúcar, es rico, jugoso y de agradable color que puedes agregar a tus ensaladas, postres, jugos, licuados, etc.

Fresa

- Es antioxidante
- Vitaminas B7, B9, C y K
- Contiene fibra y es baja en calorías
- Anticancerígeno
- Anti Inflamatorio
- Previene la degeneración macular
- Contiene hierro y manganeso
- Ayuda a mantener la salud de los huesos
- Es bajo en grasa y calorías
- Ayuda a mantener en forma el sistema respiratorio, la vista y el oído
- Contiene proteína
- Puede ayudar a prevenir el cáncer de esófago

Granada

- ❖ Vitamina A, B1, B2, B3, B5, B6, B12, C, D, E y K
- ❖ Ácido fólico
- ❖ Potasio, fósforo, hierro y magnesio
- ❖ Antioxidante
- ❖ Baja en calorías
- ❖ Ayuda a reducir los niveles de colesterol
- ❖ Es antimicrobiano
- ❖ Es antiinflamatorio
- ❖ Previene los tumores
- ❖ Tiene propiedades antisépticas
- ❖ Promueve la salud cardiovascular
- ❖ Previene el envejecimiento prematuro
- ❖ Ayuda a mejorar la disfunción eréctil
- ❖ Incrementa el deseo sexual en hombres y mujeres
- ❖ Previene el cáncer de colon y de próstata
- ❖ Limpia las arterias
- ❖ Es diurético
- ❖ Contiene fibra
- ❖ Alivia fiebre y el asma
- ❖ Combate la hipertensión
- ❖ Previene la anemia
- ❖ Combate el ácido úrico y los parásitos intestinales
- ❖ Es astringente (ayuda en problemas de flatulencia, cólicos y diarrea)
- ❖ Ayuda a adelgazar
- ❖ Previene la aterosclerosis

- ❖ Reduce el desarrollo de cataratas
- ❖ Fortalece los huesos y músculos
- ❖ Previene la acumulación de grasa en el abdomen
- ❖ Alivia el estrés
- ❖ Reduce la placa dental
- ❖ Mejoran la memoria y el rendimiento físico
- ❖ Contiene proteína
- ❖ Combate bacterias y hongos

Higo

- ❖ Ayuda a combatir la anemia y a prevenir infecciones
- ❖ Sus hojas contienen insulina natural y pueden ayudar a controlar la diabetes y la hipertensión
- ❖ Reducen los niveles de triglicéridos
- ❖ Ayuda a la salud cardiaca, (previene infartos y obesidad)
- ❖ Contiene fibra, es muy útil para aliviar las ulceras, presión arterial, bronquitis, asma, y otras enfermedades de las vías respiratorias.
- ❖ Son antioxidantes y una fuente importante de calcio.
- ❖ Suave laxante
- ❖ Ayuda a mejorar la cirrosis hepática, herpes, hemorroides y verrugas genitales.
- ❖ Cicatrizante de heridas.
- ❖ Contiene hierro, potasio, calcio, vitamina C, proteínas y es bajo en calorías.

Kiwi

- Vitamina E
- Contiene ácidos grasos Omega 3 y 6
- Combate la anemia
- Ayuda a mejorar el estreñimiento
- Ayuda a bajar de peso
- Es diurético
- Mejora la digestión
- Ayuda al fortalecimiento de huesos
- Mejora la circulación de la sangre
- Fortalece el sistema inmune
- Calma los nervios, reduce el estrés y la ansiedad
- Es antioxidante
- Rico en vitamina C (contiene casi el doble que el limón y naranja)
- Nivela la hipertensión
- Previene alergias, resfriados y el cáncer
- Reduce el envejecimiento prematuro
- Previene indigestión, gastritis y gases
- Reduce los niveles de colesterol en la sangre
- Previene derrames cerebrales, trombosis, angina de pecho e infartos
- Mejora el funcionamiento de los músculos, nervios y demás órganos
- Permite producir más glóbulos rojos y blancos
- Contiene luteína, que actúa como filtro de protección natural para la piel

Limón

- Tiene poder antibacteriano y viral
- Vitamina C, potasio, calcio y magnesio
- Alcaliniza el agua y ayuda a mantener sana y radiante la piel desde el interior
- Antioxidante
- Ayuda al sistema digestivo y es depurativo del hígado
- Es diurético
- Ayuda a estimular el sistema inmune
- Combate infecciones
- Estimula el cerebro, la función nerviosa y ayuda a controlar la presión arterial
- Es antiinflamatorio y un gran apoyo contra el asma
- Contiene hierro y propiedades antimicrobianas
- Contiene ácido cítrico y absorbido
- Ayuda a alcalinizar la sangre
- Ayuda a reducir el ácido úrico
- Disminuye las arrugas, manchas de la piel y combate los radicales libres
- Da energía y mejora el estado de animo
- Elimina el mal aliento
- Ayuda en la pérdida de peso
- Hidrata el sistema linfático
- La cascara (rallada) es mucho más efectiva que el propio jugo de limón

Mango

- o Aporta energía
- o Contiene minerales: calcio, magnesio, potasio y cobre
- o Vitaminas, C, A, B1, B2, B3, B5, B6, B9, E y K
- o Ayuda a mejorar la visión
- o Ayuda a combatir cáncer de próstata, mama, colon, leucemia
- o Ayuda a mantener estable la presión arterial
- o También ayuda a la producción de células rojas y a prevenir enfermedades infecciosas
- o Contiene fibra y proteína
- o Betacaroteno
- o Ácido fólico
- o Ayuda a combatir la fiebre y tiene propiedades antidiarreicas
- o Ayuda a generar sangre y previene el envejecimiento prematuro
- o Fortalece los intestinos y combate el estreñimiento

Mandarina

- Vitamina A, C, B12 y E
- Antioxidante
- Ayuda en la prevención del cáncer de hígado y de mama
- Ayuda a reducir el colesterol malo y promueve el bueno
- Potasio, (reduce la presión arterial)
- Ayuda en la pérdida de peso
- Ayuda a tener el sistema inmune saludable
- Mantiene la piel saludable
- Prevención de envejecimiento prematuro
- Sana las heridas de la piel
- Promueve el crecimiento de cabello
- Baja en calorías

Manzana

- ✓ Ayuda a reducir la hipertensión
- ✓ Diarrea (manzana en puré o hervida)
- ✓ Contiene vitamina C, B3, B6, B12, y E
- ✓ Ayuda a combatir el estreñimiento
- ✓ Estimula el buen funcionamiento de los riñones y el hígado
- ✓ Ayuda a reducir el colesterol
- ✓ Contiene potasio, fosforo y calcio
- ✓ Promueve la buena digestión
- ✓ Ayudan a reducir los niveles de azúcar en la sangre
- ✓ Reducen el riesgo de enfermedades cardiovasculares
- ✓ Contiene quercetina, ácido málico, flavonoides y pectina
- ✓ Baja en calorías
- ✓ Contiene proteína
- ✓ Previene y trata múltiples dolencias

Melón

- Vitamina A, B, C, E y ácido fólico
- Ayuda al buen funcionamiento de los riñones
- Suave laxante, elimina toxinas y ayuda a combatir la acidez
- Poderoso antioxidante
- Magnesio sodio hierro, calcio, fosforo y potasio
- Ayuda a adelgazar y a dormir mejor
- Tiene proteína vegetal y fibra
- Hidratante
- Bajo en calorías
- Ayuda a prevenir el cáncer de colon, mama y páncreas
- Mejora la visión y evita la degeneración macular
- Controla la presión arterial y la frecuencia cardiaca
- Ayuda a resistir enfermedades provocadas por infecciones, virus y bacterias
- Es diurético depurativo
- Ayuda a bajar de peso
- Evita la retención de líquidos
- Contiene proteína
- Regula el tránsito intestinal y ayuda a mantener el colon saludable
- Ayuda fortalecer el sistema inmunológico
- Ayuda a mejorar los síntomas de la gota y de artritis
- Consumir semillas de melón ayuda a eliminar parásitos gastrointestinales

Naranja

- ❖ Es un poderoso antioxidante
- ❖ Contiene betacaroteno, flavonoides
- ❖ Vitamina C
- ❖ Ayuda mucho en la prevención de enfermedades degenerativas, cardiacas, vasculares y de cáncer
- ❖ Ayuda a la formación de colágeno, dientes, huesos, y glóbulos rojos
- ❖ Fortalece la resistencia a infecciones
- ❖ Permite la absorción de hierro de los alimentos
- ❖ Ayuda a combatir el estrés y la depresión
- ❖ Favorece el sistema digestivo
- ❖ Es depurativa
- ❖ Combate el colesterol malo
- ❖ Ayuda a mantener la piel saludable Incluso repara la piel y tejidos dañados
- ❖ Ayuda a mejorar problemas del sistema urinario
- ❖ Ayuda a bajar de peso
- ❖ Ayuda a calmar los nervios
- ❖ Ayuda con los problemas de amigdalitis

Papaya

- Aporta importantes cantidades de vitamina C
- Vitaminas A, B y D
- Ayuda a combatir la obesidad y enfermedades cardiovasculares
- Favorece la formación de colágeno
- Permite la absorción del hierro
- Es antioxidante
- Contiene vitamina A, mejora la salud de la piel
- Contiene fosforo, potasio, calcio y magnesio
- Contiene fibra (ayuda a mejorar el estreñimiento)
- Ayuda al control de la glucosa y mejora el colesterol sanguíneo
- Ayuda en la prevención de cáncer de colon
- Ayuda en la digestión de proteínas
- Frena el desarrollo de bacterias intestinales
- Regula el sistema inmunológico
- Ayuda en el tratamiento de heridas (cicatrización)
- Permite la buena digestión (contiene papaína)
- Tiene propiedades astringentes
- Puede ayudar en tratamientos de psoriasis
- Betacaroteno
- Previene el envejecimiento prematuro y los ataques al corazón

Pepino

- o Es antioxidante
- o Vitaminas A, B, C y E
- o Minerales alcalinos como: azufre, silicio molibdeno, magnesio y ácido fólico
- o Rico en fibra
- o Ayuda en problemas digestivos
- o Ayuda en malestares de acidez y pesadez estomacal
- o Bajo en calorías
- o Rico en potasio, hierro, fosforo, calcio y magnesio
- o Ayuda a mantener saludable la piel
- o Ayuda a combatir psoriasis y eczema de la piel
- o Limpia y depura el organismo
- o Contiene sílice, que ayuda a fortalecer los tejidos conectivos del cuerpo
- o Ayuda al sistema cardiovascular
- o Ayuda a nivelar el ácido úrico
- o Es diurético
- o Ayuda a eliminar toxinas del cuerpo
- o Ayuda a cicatrizar heridas y a proteger de los resfriados
- o Mantiene en buen estado el sistema inmune
- o Retrasa el envejecimiento prematuro de la piel

Pera

- Vitaminas A, B1, B2, B3, B6, B9, C, E y K
- Hierro, sodio, calcio, azufre, boro, potasio, cobre y ácido fólico
- Ayuda a combatir la diarrea
- Es hidratante
- Antioxidante
- Contiene fibra y ayuda a bajar de peso
- Tiene acción inflamatoria
- Ayuda a combatir el estreñimiento
- Contiene flora intestinal
- Es diurética
- Es perfecta para personas con diabetes tipo II
- Ayuda a controlar la alta presión arterial
- Absorbe y elimina el colesterol malo
- Reduce dolencias cardiovasculares
- Baja en calorías
- Es desintoxicante
- Es recomendada para personas con diabetes
- Ayuda a mejorar la gastritis y ulceras
- Alcaliniza y depura el hígado y páncreas
- Ayuda a eliminar la anemia

Piña

- ✓ Vitamina A, B3, B9 y C
- ✓ Calcio, hierro, fosforo, potasio, zinc, yodo y magnesio
- ✓ Es diurética
- ✓ Ayuda a bajar de peso
- ✓ Es depurativa
- ✓ Es antioxidante
- ✓ Contiene hidratos de carbono
- ✓ Baja en calorías
- ✓ Ayuda a eliminar grasas, (también es ideal para personas con celulitis)
- ✓ Contiene fibra y ayuda a prevenir el estreñimiento
- ✓ Desintoxica el organismo
- ✓ Fortalece el sistema inmunológico
- ✓ Ayuda a prevenir la anemia
- ✓ Mejora el sistema circulatorio
- ✓ Previene molestias estomacales
- ✓ Ayuda a eliminar parásitos, y gases
- ✓ Podría inhibir el crecimiento de tumores
- ✓ Contiene una enzima llamada bromelina (mejora la digestión)
- ✓ Propiedades antiinflamatorias
- ✓ Ayuda a mejorar la sinusitis, dolor de garganta, gota o artritis
- ✓ Es anticoagulante y beneficia a los glóbulos blancos de la sangre
- ✓ Ayuda positivamente a la tiroides y a las células nerviosas

Plátano

- Vitaminas A, B1, B2, B6, B9, C y E
- Ácido fólico
- Ricos en fibra (ayuda en problemas de estreñimiento)
- Contiene hierro, zinc, selenio, potasio, calcio y magnesio
- Aminoácidos
- Ayuda a mejorar los síntomas de menstruación
- Ayuda a mejorar la depresión, ansiedad y estrés
- Es rico en hidratos de carburo (energía vegetal)
- Gran contenido de fibra
- Bajo en grasas
- Ayuda en el rendimiento físico
- Bajo en calorías
- Ayuda al buen funcionamiento del sistema digestivo
- Ayuda a combatir ulceras estomacales y gastritis
- Combate la anemia (ayuda en la formación de hemoglobina en la sangre, por su alto contenido de hierro)
- Ayuda a tener una mejor concentración
- Ideal para reducir arrugas e infecciones cutáneas
- Restaura y suaviza la piel

Sandia

- ❖ Vitamina A, B1, B2, B3, B6 y C
- ❖ Betacaroteno
- ❖ Riboflavina, niacina, tiamina
- ❖ Hierro, magnesio, calcio, potasio, fosforo, sodio y zinc
- ❖ Hidratante
- ❖ Baja en calorías y grasas
- ❖ Contiene proteína
- ❖ Tiene fibra
- ❖ Es antioxidante
- ❖ Previene enfermedades cardiovasculares
- ❖ Tiene propiedades antiinflamatorias
- ❖ Reduce el riesgo de enfermedades oculares y mantienen tu vista en buen estado
- ❖ Alivia el dolor muscular
- ❖ Ayuda a prevenir el cáncer de esófago, estómago y páncreas
- ❖ Retrasa el crecimiento de tumores
- ❖ Ayuda a tu recuperación, después de hacer ejercicio físico
- ❖ Fortalece nuestras defensas
- ❖ Es diurética
- ❖ Limpia el sistema urinario
- ❖ Contrarresta la disfunción eréctil y podría aumentar la libido
- ❖ Hidrata la piel
- ❖ Ayuda a bajar de peso
- ❖ Mejora los niveles de azúcar en la sangre *
- ❖ Mejora la disfunción de las grasas asociadas con la obesidad y diabetes tipo 2 *

es mejor si la sandía se muele junto con la cascara verde.

❖ Tomar té de semillas de sandía puede ayudarte a deshacer cálculos renales

Tomate Rojo

- Contiene potasio, hierro
- Vitamina A y C
- Es antioxidante
- Reduce el envejecimiento prematuro sobre las funciones cerebrales
- Reduce el colesterol
- Evita las enfermedades cardiovasculares
- Elimina toxinas
- Es diurético
- Ayuda a combatir infecciones
- Fortalece el sistema inmune
- Previene el cáncer de estómago, próstata, páncreas y del aparato digestivo
- Regula el tránsito intestinal
- Ayuda en la cicatrización de heridas
- Trabaja como filtro natural contra los rayos del sol
- Baja en calorías
- Es estimulante
- Contiene fibra
- Contiene proteína y carotenos

Tomate Verde

- Ayuda a mejorar problemas respiratorios
- Ayuda abajar la presión de la sangre
- Combate la diabetes
- Ayuda a regular diversos problemas visuales
- Vitamina C y K
- Es antioxidante
- Contiene sales minerales, fosforo, y calcio
- Tiene propiedades antibacterianas
- Combate la calvicie (infusión de hojas de tomate)
- Contiene fibra
- Contiene hierro, manganeso, cobre, potasio y niacina
- Vitamina A, Betacarotenos
- Es antioxidante
- Contiene proteína
- Tiene propiedades anticancerígenas
- Puede inhibir melanomas, el cáncer de pulmón, de tiroides, de pecho, de boca, de páncreas, y de esófago
- Puede ayudar en el tratamiento de tumores de cerebro y leucemias
- Es anti-bacteria
- Puede ayudar en síntomas de artritis

Toronja

- Vitamina B2, B3 y C
- Magnesio, hierro, zinc, calcio, fosforo y potasio
- Betacaroteno
- Rica en fibra
- Ayuda a reducir inflamaciones
- Previene enfermedades cardiovasculares
- Puede prevenir el cáncer
- Ayuda a reparar la estructura del ADN
- Ayuda a reducir el colesterol malo y los triglicéridos
- Es ideal para bajar de peso
- Elimina manchas en la piel
- Ayuda a mejorar el estreñimiento y enfermedades del sistema urinario
- Fortalece el sistema inmune
- Es hidratante

Uva

- Previene el cáncer de próstata y de colon
- Previene el alzhéimer
- Es antioxidante
- Previene y ayuda en enfermedades renales
- Evita el estreñimiento
- Mejora la digestión
- Contiene ácido fólico
- Evita infecciones
- Previene y ayuda en problemas cardiovasculares
- Ricas en minerales
- Bajo en grasas
- Contiene vitamina B1 y K
- Ideal para el buen funcionamiento de hígado, riñones e intestinos

Yaca

- ✓ Vitaminas A, B1, B2, B3, B5, B6, B9, B12, C, E, niacina y folato
- ✓ Hierro, magnesio, calcio, fósforo, potasio, cobre, zinc, selenio, manganeso
- ✓ Ácido fólico
- ✓ Contiene fibra
- ✓ Ayuda en la impotencia sexual
- ✓ Es antidiarreico
- ✓ Antiasmático

- ✓ Excelente en el tratamiento de la diabetes, conjuntivitis e hipertensión arterial
- ✓ Es antioxidante
- ✓ Bajo en carbohidratos
- ✓ Fortalece el sistema inmune
- ✓ Mejora el sistema digestivo
- ✓ Ayuda en la pérdida de peso
- ✓ Previene ataques cardiacos y accidentes cerebrovasculares
- ✓ Previene la osteoporosis
- ✓ Previene el estreñimiento
- ✓ Ayuda a combatir el cáncer
- ✓ Hidratos de carbono
- ✓ Brinda energía

Verduras

Apio

- ✓ Vitaminas A, B1, B2, B3, B6 y C
- ✓ Es antioxidante
- ✓ Contiene proteína vegetal
- ✓ Hierro, fosforo, calcio, potasio, selenio, sodio y magnesio
- ✓ Es depurativo
- ✓ Es diurético
- ✓ Bajo en grasas y calorías
- ✓ Ayuda a bajar de peso
- ✓ Promueve la buena digestión
- ✓ Puede ayudar a mejorar gripe y resfriados
- ✓ Ayuda a mejorar dolencias de vitíligo, gota, artritis, psoriasis y reumatismo
- ✓ Estimula el sistema inmune
- ✓ Ayuda en la eliminación de cálculos renales y biliares
- ✓ Mejora el funcionamiento del hígado
- ✓ Ayuda a regular el azúcar en la sangre
- ✓ Ayuda a mejorar las enfermedades cardiovasculares
- ✓ Inhibe el desarrollo de células cancerígenas
- ✓ Es expectorante (ayuda a eliminar mucosidad)
- ✓ Ayuda al buen funcionamiento del sistema nervioso y muscular
- ✓ Ayuda a reducir el colesterol de la sangre
- ✓ Puede ayudar a mejorar los dolores articulares

Betabel

- ➢ Protege el sistema digestivo
- ➢ Es antiinflamatorio
- ➢ Baja en grasas
- ➢ Es antioxidante
- ➢ Ayuda a mejorar la capacidad cognitiva
- ➢ Vitaminas C, B6, E, K, tiamina, niacina, y riboflavina
- ➢ Minerales zinc, cobre, hierro, calcio, potasio, magnesio y fosforo
- ➢ Estimulan los procesos de desintoxicación del hígado
- ➢ Ayuda a suprimir el desarrollo de algunos tipos de cáncer
- ➢ Es rica en fibra
- ➢ Ayuda a hidratar el cuerpo
- ➢ Ayuda a reducir el colesterol malo
- ➢ Contiene proteína
- ➢ Ayuda a reducir la presión arterial
- ➢ Ayuda a combatir la osteoporosis
- ➢ Ayuda a controlar la diabetes
- ➢ Ayuda y previene la anemia
- ➢ Ayuda a incrementar la energía
- ➢ Mejora el rendimiento sexual
- ➢ Previene el envejecimiento prematuro
- ➢ Es depurativo
- ➢ Reduce colesterol y triglicéridos
- ➢ Combate problemas respiratorios
- ➢ Fortalece el sistema inmune

Brócoli

- ❖ Contiene aminoácidos
- ❖ Tienen propiedades anticancerígenas
  - ○ Prevención del cáncer de colon, próstata, estomago, ovario, pulmón, mama y boca.
- ❖ Vitamina A, B, C, D, E y K
- ❖ Calcio, potasio, hierro, zinc, fosforo y selenio
- ❖ Es antioxidante
- ❖ Es antiinflamatorio
- ❖ Puede ayudar en enfermedades cardiovasculares
- ❖ Rico en fibra
- ❖ Contienen proteína y es bajo en calorías
- ❖ Puede ayudar a adelgazar
- ❖ Excelente aliado para personas con diabetes
- ❖ Contiene ácido fólico
- ❖ Bajo en calorías
- ❖ Previene la anemia
- ❖ Contiene fitonutrientes
- ❖ Puede tratar inflamaciones de los ojos
- ❖ Es diurético
- ❖ Fortalece el sistema inmune
- ❖ Puede ayudar a restablecerse del cansancio
- ❖ Ayuda a tener una mejor concentración
- ❖ Puede ayudar a reducir el colesterol
- ❖ Elimina toxinas
- ❖ Previene el envejecimiento prematuro
- ❖ Previene la osteoartritis
- ❖ Fortalece los huesos

Cebolla

- Es expectorante
- Previene enfermedades cardiovasculares
- Es diurética
- Regula el azúcar en la sangre (es considerada la insulina vegetal)
- Ayuda al funcionamiento del sistema nervioso
- Fortalece el sistema inmune
- Es antioxidante
- Vitaminas A, B, C y E
- Potasio, azufre, bromo, hierro, fosforo, calcio, silicio, sodio y magnesio
- Contiene fibra
- Es digestiva, antiséptica y antibiótica
- Evita la formación de coágulos
- Ayuda a mejorar la hipertensión
- Es bactericida y fungicida
- Ayuda en afecciones respiratorias, (resfriados, tos, catarros, asma, bronquitis, etc.)
- Ayuda a reducir el colesterol y los triglicéridos
- Reduce las toxinas del cuerpo
- Ayuda a estimular el hígado, riñones, páncreas y la vesícula
- Ayuda a combatir el acné y el cutis grasoso
- Ayuda a eliminar manchas en la piel
- Ayuda a mejorar el estreñimiento
- Protege contra enfermedades infecciosas
- Combate la caspa y la caída del cabello
- Tiene propiedades fungicidas
- Ayuda a combatir el cáncer de estómago y de colon

Chícharo

- o Vitaminas A, B1, B3, B6, B9, y C
- o Hierro, magnesio, sodio, potasio, fosforo, calcio, selenio y zinc
- o Contiene proteína
- o Fibra
- o Bajo en calorías
- o Puede ayudar a bajar el sobrepeso
- o Ayuda a regenerar los tejidos
- o Efectivo para mejorar las dolencias cardiacas
- o Mejoran la circulación de la sangre
- o Regulan los niveles de colesterol de la sangre
- o Efectivo en regular la azúcar en la sangre (diabetes tipo II)
- o Fortalece el sistema nervioso
- o Ayuda en las etapas del embarazo, lactancia, crecimiento, y vejez
- o Previene el estreñimiento
- o Previene el cáncer de estómago y de colon
- o Ayuda a tener cabello, unas y piel saludable
- o Es antioxidante
- o Fortalece el sistema inmune
- o Previene resfriados y combate infecciones
- o Previene la osteoporosis y el Alzheimer
- o Ayuda en la renovación celular
- o Retrasa y previene el daño renal

Chilacayote

- Fibra
- Vitaminas A, C
- Contiene proteína
- Hierro
- Baja en calorías
- Ayuda a disminuir la glucosa en la sangre
- Es antioxidante
- Carbohidratos
- Ayuda a perder peso

Chile Campana

- Vitamina C (más del doble que una naranja)
- Fortalece el sistema inmune
- Ayuda a bajar la inflamación de arterias
- Previene enfermedades cardiacas, y diabetes
- Ayuda a bajar el colesterol
- Vitamina A, B1, B2, B3, B6, C, E y K
- Protege contra la osteoporosis
- Son antioxidantes
- Previene el cáncer de próstata
- Contiene minerales fosforo, calcio, potasio, cobre y magnesio
- Es diurético
- Bajo en calorías y grasas
- Puede ayudar a bajar de peso
- Ayuda a depurar el organismo
- Alto contenido de fibra
- Puede mejorar la visión
- Mejoran la circulación sanguínea
- Previene la anemia
- Combate el cansancio y debilidad

Col

- ✓ Bajo en calorías y grasas
- ✓ Contiene fibra
- ✓ Vitamina A, B9
- ✓ Contiene más vitamina C que la naranja
- ✓ Es un gran aliado contra el cáncer de colon, mama, estomago, pulmón, recto y próstata.
- ✓ Ayuda a sanar ulceras estomacales
- ✓ Fortalece el tracto intestinal
- ✓ Fortalece el sistema digestivo
- ✓ Reduce el colesterol
- ✓ Es antinflamatoria (col roja)
- ✓ Contiene calcio, hierro, magnesio, azufre, bromo, boro, bario, aluminio y flúor
- ✓ Ayuda a reducir la presión arterial
- ✓ Previene osteoporosis
- ✓ Contiene proteína
- ✓ Es diurético
- ✓ Eficaz en el tratamiento de diabetes, obesidad y ácido úrico
- ✓ Ayuda en combatir enfermedades de tipo reumático, (artritis y reuma)
- ✓ Es antidiarreico
- ✓ Ayuda en casos de Hipertiroidismo
- ✓ Contiene omega 3 (ácido alfa-linoleico)
- ✓ Contiene hidratos de carbono (proveen energía)
- ✓ Previene la anemia
- ✓ Combate el estreñimiento

Coliflor

- ➤ Vitamina A, B, C, B6 y K
- ➤ Contiene proteína
- ➤ Ácido fólico (perfecto aliado nutricional durante el embarazo)
- ➤ Potasio, manganeso, fosforo, magnesio, calcio, hierro y azufre.
- ➤ Retarda el crecimiento de tumores cancerosos
- ➤ Es antioxidante
- ➤ Es antiinflamatorio
- ➤ Promueve la buena salud del corazón
- ➤ Excelente soporte de desintoxicación
- ➤ Ayuda a tener un cerebro saludable
- ➤ Excelente para la buena digestión
- ➤ Previene el envejecimiento prematuro
- ➤ Es depurativo
- ➤ Es diurético
- ➤ Ayuda a bajar de peso

Col rizada

- ❖ Ácido fólico
- ❖ Omega 3
- ❖ Rico en fibra
- ❖ Contiene hierro, potasio, cobre, magnesio y calcio
- ❖ Vitamina A, B1, B2, B3, B6, C y K
- ❖ Es desintoxicante
- ❖ Tiene propiedades anticancerígenas
- ❖ Limpia la sangre y el hígado
- ❖ Antiinflamatorio
- ❖ Bajo en grasas y en calorías
- ❖ Contiene 10 veces más vitamina C que las espinacas
- ❖ Reduce el riesgo de ataque cardiaco
- ❖ Ayuda a reducir peso
- ❖ Reduce el colesterol
- ❖ Fortalece el sistema inmune
- ❖ Favorece la salud de los huesos
- ❖ Ayuda en tratamientos a personas con Alzheimer
- ❖ Es antioxidante y alcalino
- ❖ Es antiinflamatorio
- ❖ Combate algunos síntomas de artritis, y asma
- ❖ Previene la retención de líquidos
- ❖ Contiene proteína

Espinaca

- Vitaminas A, B2, B3, B9, C y E
- Ácido fólico
- Hierro, calcio, fosforo, selenio, zinc, magnesio, selenio, yodo y potasio
- Fibra
- Antioxidante
- Fortalece el sistema inmune
- Promueve la formación de glóbulos rojos y blancos
- Promueve el correcto funcionamiento de la tiroides
- Ayuda al buen funcionamiento muscular y nervioso
- Ayuda a una mejor digestión
- Bajo en grasas y carbohidratos
- Reduce el riesgo de padecer cáncer
- Ayuda a reducir la presión arterial
- Ayuda a la oxigenación de los tejidos
- Omega 3
- Ayuda a mejorar la visión

Jícama

- ✓ Rica en fibra
- ✓ Vitamina C y E
- ✓ Hierro, calcio, fosforo, potasio, magnesio, cobre
- ✓ Baja en calorías
- ✓ Ayuda a controlar la diabetes
- ✓ Reduce la presión arterial
- ✓ Mejora la función cognitiva
- ✓ Es hidratante
- ✓ Contiene ácido fólico
- ✓ Contiene proteína
- ✓ Fortalece los huesos, mejora la digestión
- ✓ Ayuda a perder peso
- ✓ Fortalece el sistema inmune
- ✓ Mejora la circulación de la sangre
- ✓ Combate el estreñimiento
- ✓ Es antioxidante
- ✓ Previene diarrea
- ✓ Es antiinflamatorio
- ✓ Ayuda a aliviar y a prevenir la gota
- ✓ Combate la cistitis
- ✓ Previene infecciones gastrointestinales
- ✓ Corrige acidez estomacal, e indigestiones
- ✓ Reduce el colesterol y los triglicéridos
- ✓ Es diurético
- ✓ Combate las hemorroides
- ✓ Descongestiona riñones y bronquios
- ✓ Ayuda en la absorción del calcio

Lechuga

> - Vitamina A, B, B1, B2, B3, B9, C y E
> - Hierro, sodio, potasio, calcio y magnesio
> - Ayuda a combatir los radicales libres
> - Nivela los niveles de azúcar en la sangre
> - Ayuda a la expulsión de gases
> - Previene osteoporosis
> - Ayuda a adelgazar
> - Tiene poder analgésico, ayuda en la relajación
> - Ayuda a combatir el insomnio
> - Ayuda a mejorar la circulación de la sangre
> - Tiene fibra y favorece el tránsito intestinal
> - Ayuda a mejorar el asma
> - Estimula la fertilidad

Melón Amargo

- ❖ Promueve la longevidad
- ❖ Antioxidante
- ❖ Puede reducir la azúcar en la sangre
- ❖ Ayuda a una mejor digestión
- ❖ Bajo en calorías
- ❖ Vitaminas A, C, B3, B5, B6
- ❖ Minerales: fosforo, potasio, magnesio, zinc, hierro y manganeso
- ❖ Es muy apropiado para quienes padecen de diabetes tipo II
- ❖ Es anticancerígeno
- ❖ Es antiinflamatorio
- ❖ Efectivo en tratamientos de dolor abdominal
- ❖ Combate el estreñimiento
- ❖ Es diurético
- ❖ Es depurativo
- ❖ Contiene fitonutrientes
- ❖ Tiene propiedades antivirales y antibacterianas
- ❖ Puede ayudar en el tratamiento de la gota, ictericia y cálculos renales
- ❖ Fortalece el sistema inmune
- ❖ Ayuda a retardar el envejecimiento prematuro
- ❖ Ayuda a combatir infecciones, problemas de la piel y herpes
- ❖ **No** se recomienda a mujeres embarazadas

Nopal

- Vitamina A, B1, B2, B3, B6, C y K
- Riboflavina
- Minerales: potasio, calcio, manganeso y magnesio
- Mejora la digestión
- Es diurético
- Fortalece el sistema inmune
- Regula el sistema nervioso, digestivo, respiratorio y circulatorio
- Ayuda a sanar heridas de la piel
- Es un poderoso antibiótico
- Es antioxidante
- Es antiinflamatorio
- Evita el estreñimiento
- Ayuda en síntomas de aterosclerosis
- Rico en fibra dietética
- Reduce el colesterol malo y los triglicéridos
- Previene y detiene la producción de células cancerígenas
- Previene el exceso de azúcar en la sangre
- Ayuda a controlar la obesidad
- Excelente refuerzo del hígado y del páncreas
- Aporta energía
- Limpia y mantiene en buen estado el colon
- Previene y controla ulceras gástricas
- Ayuda a prevenir la osteoporosis

Okra

- Vitamina A, B1, B3, B6, B9, C, E y K
- Es antioxidante
- Magnesio, manganeso, calcio, zinc, hierro y potasio
- Betacaroteno
- Baja en calorías
- Excelente fuente de fibra dietética
- Previene y mejora la diabetes
- Reduce el colesterol malo y los triglicéridos
- Ayuda a una buena digestión
- Previene la arteriosclerosis
- Previene el cáncer de colon
- Evita el estreñimiento
- Mantiene la salud de la visión
- Previene defectos congénitos
- Es un alimento para el cerebro
- Regula la presión arterial
- Alivia los dolores en las articulaciones
- Previene ulceras gastrointestinales
- Fortalece el sistema inmune
- Previene resfriados, e infecciones
- Ayuda a bajar de peso
- Previene el asma
- Contiene proteína
- Para el tratamiento de reflujo, gastritis, y ulcera
- Promueve la salud cardiovascular
- Es anti-bacteria
- Es antiinflamatorio
- Suaviza la piel y ayuda a la cicatrización de heridas

Papa

- Vitamina B1, B3, B5, B6 y C
- Protege el páncreas contra enfermedades
- Contiene fibra dietética y proteína
- Combate cálculos en el riñón
- Es tonificante
- Promueve la buena digestión
- Ayuda a evitar el estreñimiento y hemorroides
- Es antiinflamatorio
- Ayuda a mejorar las enfermedades del riñón
- Limpia el hígado y la vesícula biliar
- Potasio, hierro, fosforo, y magnesio
- Contiene ácido fólico
- Excelentes para tratar la anemia
- Ayuda a producir glóbulos rojos
- Previene y ayuda a tratar la artritis y el reumatismo
- Ayuda a mejorar la hepatitis
- Puede reducir la presión arterial
- Ayuda a aliviar la gota
- Es desintoxicante
- Previene gastritis y ulceras intestinales
- Ayuda a tratar la hipertensión
- Mejora la circulación sanguínea
- Puede prevenir el cáncer
- Reduce el colesterol malo y los triglicéridos
- Regula los niveles de azúcar en la sangre
- Ayuda a reducir la obesidad
- Aporta energía

- Fortalece el sistema inmune
- Mantiene el sistema nervioso saludable
- Ayuda a aliviar la piel irritada
- Ayuda a alcalinizar nuestro organismo
- Eficaz en el tratamiento de la migraña
- Es antioxidante

Rábano

- ✓ Vitamina B y C
- ✓ Es antiséptico
- ✓ Protege el hígado y la vesícula
- ✓ Fosforo, zinc, azufre, yodo y magnesio
- ✓ Es diurético
- ✓ Previene la formación de cálculos renales
- ✓ Es desintoxicante
- ✓ Ayuda en la absorción de nutrientes
- ✓ Optimiza la función hepática
- ✓ Ayuda a limpiar los intestinos y el colon
- ✓ Previene el cáncer de colon, estómago y pulmón
- ✓ Purifica la sangre
- ✓ Ricos en fibra
- ✓ Alivia el estreñimiento
- ✓ Previene las enfermedades cardiovasculares
- ✓ Es antiinflamatorio
- ✓ Disminuye la congestión de las vías respiratorias
- ✓ Regula la presión arterial
- ✓ Regula los niveles de azúcar en la sangre
- ✓ Ayuda a mejorar los trastornos en la piel
- ✓ Reduce la fiebre alta
- ✓ Es hidratante
- ✓ Fortalece el sistema inmune
- ✓ Combate el mal aliento
- ✓ Regula el metabolismo
- ✓ Ayuda a mejorar la circulación sanguínea
- ✓ Efectivo para combatir dolores de cabeza y acidez estomacal
- ✓ Previene la obesidad

Sábila

- Vitaminas A, B1, B2, B3, B6, B12, C y E
- Contiene ácido fólico
- Previene el estreñimiento
- Desinfectante
- Hidratante
- Cicatrizante (ayuda a desvanecer estrías)
- Astringente
- Antiinflamatorio
- Antialérgico
- Regula la buena digestión
- Minerales: Potasio, Calcio
- Anti gástrico
- Anti varicoso
- Anti-asma, facilita la buena respiración
- Ayuda a hidratar y limpiar la piel
- Ayuda a eliminar células muertas
- Es depurativa
- Desintoxicante
- Ayuda a reducir el colesterol
- Mejora la circulación de la sangre
- Regula la glucosa del organismo
- Fortalece el sistema inmune
- Ayuda a eliminar grasa del cuerpo
- Puede ayudar a mejorar problemas de artritis
- Ayuda a controlar el reflujo
- Ayuda a adelgazar
- Depura el organismo
- Aporta aminoácidos
- Regenera las células de la piel y tejidos internos

- ➢ Efecto analgésico
- ➢ Efectiva en picaduras de insectos
- ➢ Previene y ayuda a eliminar el acné
- ➢ Elimina la caspa
- ➢ Elimina la candidiasis vaginal
- ➢ Alivia torceduras, dolores de articulaciones y musculares

Zanahoria

- ❖ Betacaroteno
- ❖ Vitamina A, B, C y E
- ❖ Minerales: potasio, hierro, calcio, cobre, sodio, magnesio y fosforo,
- ❖ Vigorizante de mentes cansadas
- ❖ Restaura los nervios
- ❖ Combate la anemia
- ❖ Fortalece uñas y cabello
- ❖ Previene el cáncer
- ❖ Es antioxidante
- ❖ Bajo en calorías
- ❖ Estimula el apetito
- ❖ Ayuda a mantener en buen estado los dientes y previene la caries
- ❖ Combate el estreñimiento
- ❖ Calma las molestias gástricas y exceso de acidez
- ❖ Mejora la calidad de la leche materna
- ❖ Previene el envejecimiento prematuro
- ❖ Mantienen la vista saludable
- ❖ Previene la aparición de cataratas en los ojos
- ❖ Previene la degeneración de la retina
- ❖ Es diurética
- ❖ Controla el colesterol y los triglicéridos
- ❖ Previene la caída de cabello
- ❖ Es anti degenerativo
- ❖ Eficaz en mantener la salud intestinal
- ❖ Previene y ayuda en casos de acidez, gastritis, ulceras y diarrea
- ❖ Controla el azúcar en la sangre

- ❖ Aumenta las defensas
- ❖ Alivia afecciones respiratorias
- ❖ Protege el corazón
- ❖ Favorece la formación de glóbulos rojos
- ❖ Rico en fitoquímicos (que ayudan al cuerpo a un mejor funcionamiento)

Semillas

Almendra

- Vitamina B1, B2, B3, B5, B6, B7, B9 y E
- Proteína vegetal
- Fibra
- Grasas monoinsaturadas
- Manganeso, hierro, zinc, calcio, cobre, fósforo y magnesio
- Antioxidantes
- Previene enfermedades cardiacas, cáncer y Alzheimer
- Ayuda a controlar la azúcar en la sangre
- Ayuda a la nivelar la presión sanguínea
- Reduce el colesterol
- Ayuda a perder peso
- Hidratos de carbono
- Previene y regula la diabetes tipo II
- Nutre el sistema nervioso
- Promueven la actividad cerebral
- Fortalecen los huesos y dientes
- Ayudan a mantener la piel y cabello saludable
- Proveen energía
- Previene el envejecimiento prematuro
- Es depurativa
- Previene migrañas
- Ayuda a prevenir la anemia
- Tiene propiedades sedantes

Ajonjolí

- o Vitaminas B1, B9 y E
- o Minerales: fosforo, magnesio, hierro, zinc, potasio y calcio
- o Ácidos grasos insaturados
- o Proteína vegetal
- o Fibra
- o Reduce el colesterol
- o Mejora la función intestinal
- o Promueve la buena función del sistema cardiovascular
- o Aminoácidos esenciales
- o Ayuda a producir hemoglobina y colágeno
- o Previene anemia
- o Ayuda al buen funcionamiento de nervios y músculos
- o Regula el sistema circulatorio de la sangre
- o Alivia las hemorroides
- o Protege el hígado y previene la migraña
- o Previene el envejecimiento prematuro
- o Previene enfermedades óseas
- o Protege la flora bacteriana
- o Es antifúngico
- o Mejora la fatiga y reduce el estrés
- o Favorece el buen descanso por l anoche
- o Estimula la actividad cognitiva
- o Promueve el buen funcionamiento de la memoria

Avena

- Fibra soluble
- Vitaminas complejo B y E
- Omega 3
- Fósforo, yodo, hierro y zinc
- Antioxidante
- Previene enfermedades cardiovasculares
- Reduce el colesterol
- Previene el cáncer
- Es antiinflamatoria
- Evita el estreñimiento
- Promueve el buen tránsito intestinal
- Regula el nivel de azúcar en la sangre
- Ayuda a depurar el hígado
- Mejora la digestión
- Permite formar nuevos tejidos en el cuerpo
- Ayuda al sistema nervioso central
- Previene problemas de tiroides
- Previene la osteoporosis
- Ayuda a bajar de peso
- Proporciona energía
- Buena aliada en tratamientos de belleza
- Es diurético

Cacahuate

- ✓ Vitaminas B3, B4, B5, B7, B9, B12, C, D, E y K
- ✓ Potasio, fósforo, hierro, yodo, zinc, calcio, magnesio
- ✓ Es anticancerígeno
- ✓ Es antioxidante (más poderoso que las uvas)
- ✓ Previene enfermedades cardiacas
- ✓ Reduce el colesterol malo
- ✓ Fortalece el sistema inmune
- ✓ Previene la perdida de la memoria
- ✓ Mantiene sano el sistema nervioso
- ✓ Fortalece los huesos
- ✓ Contiene proteína vegetal
- ✓ Rico en Fibra
- ✓ Cuida la salud cardiovascular y cerebral
- ✓ Contiene ácidos grasos benéficos
- ✓ Previene la arterosclerosis
- ✓ Ideal para personas con diabetes
- ✓ Ayuda a bajar de peso
- ✓ Combate la hipertensión arterial
- ✓ Contiene ácido fólico
- ✓ Mejora la salud cognitiva
- ✓ Previene la demencia senil
- ✓ Previene el envejecimiento prematuro
- ✓ Ayuda a sintetizar adecuadamente las proteínas
- ✓ Bajo en calorías
- ✓ Ayuda al desarrollo muscular
- ✓ Ayuda a superar el estrés y la depresión
- ✓ Combate la artritis

Chía

- ➤ Antioxidante (3 veces más que los arándanos)
- ➤ Rico en fibra (dos veces más que la avena)
- ➤ Omega 3 vegetal
- ➤ Calcio, Hierro (más que las espinacas) y potasio (más que el plátano)
- ➤ Ayuda a regular los niveles de azúcar en la sangre
- ➤ Ayuda a la pérdida de peso
- ➤ Previene el estreñimiento
- ➤ Aporta calorías y energía
- ➤ Hidrata el cuerpo
- ➤ Previene el envejecimiento prematuro
- ➤ Ayuda a calmar el dolor de las articulaciones
- ➤ Ayuda ganar masa muscular
- ➤ Es depurativa
- ➤ Contiene el doble de proteínas que las verduras
- ➤ Evita calambres
- ➤ Ayuda a eliminar líquidos y toxinas
- ➤ Regula la flora intestinal
- ➤ Ayuda en el proceso digestivo y controla el hambre

Frijol

* Vitamina D, ácido fólico, riboflavina
* Minerales: Hierro, cobre, potasio, calcio, fósforo, magnesio, y zinc
* Ácido fólico
* Contiene proteínas e hidratos de carbono
* Rico en fibra
* Bajo en grasas
* Es antioxidante
* Contiene proteína
* Controla los niveles de colesterol en la sangre
* Previene obesidad y el cáncer
* Controla los niveles de azúcar en la sangre
* Reducen los niveles de triglicéridos
* Reduce el riesgo de enfermedades cardiovasculares
* Fortalece el sistema inmune
* Mejoran la digestión y previene el estreñimiento
* Evitan el desgaste muscular
* Promueve la actividad del riñón
* Previene la anemia
* Previene el envejecimiento prematuro
* Fortalece y mantiene el cabello saludable
* Ideal para una piel saludable

Haba

- Vitamina A, B1, B2, B3, B6, B9, C, E y K
- Potasio, calcio, zinc, cobre, magnesio, fosforo, manganeso, hierro y potasio
- Bajo en grasa
- Ayuda a adelgazar
- Contiene fibra y proteína vegetal
- Betacaroteno
- Antioxidante
- Previene y mejora la anemia
- Regula los niveles de azúcar en la sangre
- Es diurética y depurativa
- Ayuda a mantener el cerebro sano
- Ayuda a mantener dientes y huesos fuertes
- Previene cáncer de colon y diabetes
- Ayudan a mejorar la memoria y las funciones cerebrales
- Mejoran los niveles de oxigenación
- Fuente de proteína (alimento energético)
- Ayuda a reducir el colesterol malo
- Ayuda al crecimiento y desarrollo de nuevas células
- Ayuda en la producción de glóbulos rojos
- Fortalece el sistema inmune
- Mejora la salud del corazón
- Ayuda a tener el cuerpo hidratado
- Promueve la buena circulación de la sangre
- Ayuda a superar el estrés y la depresión
- Previene el cáncer de colon
- Favorece el tránsito intestinal

- Puede aumentar el deseo sexual
- Previene cálculos en las vías urinarias
- **NO** se recomienda para personas que padecen de artritis, reuma o gota

Garbanzo

- o Vitamina A, B6, C, D, E y K
- o Hierro, calcio, fosforo, magnesio, potasio y zinc
- o Omega 3
- o Fibra dietética
- o Puede reducir el colesterol
- o Ayuda a nivelar los niveles de azúcar en la sangre
- o Reduce el riesgo de ataques al corazón y accidentes cerebrovasculares
- o Promueve la buena salud digestiva
- o Fortalece el intestino
- o Previenen y trata las hemorroides
- o Puede mejorar la circulación de la sangre
- o Combate la anemia
- o Ayuda a controlar la obesidad
- o Previene el cáncer de colon
- o Previene el estreñimiento
- o Mejora la coagulación de la sangre
- o Ayuda en el metabolismo de los huesos
- o Rico en proteína
- o Ayuda a cicatrizar heridas
- o Combate enfermedades crónicas
- o Te protege contra el cáncer, enfermedades coronarias, Alzheimer y Parkinson
- o Previene defectos genéticos

Lenteja

- Vitamina A, B, B2, B3, B6, B9 (ácido fólico) y E
- Fosforo, hierro, cobre, zinc, sodio, potasio, magnesio, calcio y selenio
- Antioxidante
- Contiene proteínas
- Mejora el tránsito intestinal
- Evita el estreñimiento
- Ayuda en la pérdida de peso
- Ayuda a reducir los niveles de azúcar en la sangre
- Ayuda a bajar el colesterol
- Promueve la salud del corazón
- No se recomienda para personas que padecen gota o cálculos renales
- Contiene fibra
- Fortalece el sistema inmune
- Previene anemia
- Regula la temperatura corporal y la glándula tiroides
- Ayuda a mantener la piel, uñas y cabello en buen estado
- Ayuda al buen funcionamiento del sistema nervioso y muscular
- Mejora las capacidades cognitivas y la memoria
- Potente fuente de energía

Linaza

- ✓ Vitamina E
- ✓ minerales: fosforo, potasio, hierro y magnesio
- ✓ es antioxidante
- ✓ Omega 3
- ✓ Contiene fibra soluble y enzimas digestivas
- ✓ Contiene proteínas
- ✓ Fortalece el sistema inmune
- ✓ Reduce los niveles de azúcar en la sangre
- ✓ Es diurético
- ✓ Previene el asma y Parkinson
- ✓ Regula la tensión arterial
- ✓ Previene enfermedades cardiacas
- ✓ Alivia ulceras de estomago
- ✓ Evita el estreñimiento
- ✓ Es anticoagulante
- ✓ Ayuda a desintoxicar del organismo
- ✓ Nivela los problemas de obesidad y sobrepeso
- ✓ Para personas con reuma y artrosis
- ✓ Ayuda en problemas de la piel y cabello
- ✓ Aporta calorías
- ✓ Reduce el riesgo de derrame cerebral
- ✓ Acción anticancerígena
- ✓ Alivia gastritis, agruras y mala digestión
- ✓ Baja las dolencias de artritis, reuma y la inflamación de la próstata
- ✓ Retrasa el envejecimiento prematuro
- ✓ Mejora los síntomas de la menopausia
- ✓ Previene la osteoporosis
- ✓ Previene la propagación de células tumorales
- ✓ Reduce el riesgo de ciertos tipos de cáncer

Maíz

- Vitaminas A, B1, B3 y E
- Niacina
- Minerales: magnesio, sodio, zinc, fosforo, hierro y cobre
- Proporciona energía
- Contiene ácido fólico
- Fibra soluble
- Previene ataques cardiacos
- Mejora el tránsito intestinal
- Ayuda a metabolizar las grasas
- Reduce el colesterol alto
- Es antioxidante
- Combate la diabetes y problemas de hipertensión
- Previene enfermedades cancerígenas
- Previene la anemia
- Contiene proteína
- Fortalece el cerebro, estimula el ánimo y tranquiliza los nervios
- Puede ayudar a reducir la obesidad
- Previene el estreñimiento
- Previene estrés y depresión

Nuez

- ❖ Vitamina B y E
- ❖ Omega 3
- ❖ Minerales: hierro, zinc, potasio, sodio, fósforo, calcio y magnesio
- ❖ Reduce el colesterol malo
- ❖ Reduce el riesgo de cálculos biliares
- ❖ Propiedades anticancerígenas (de próstata y de mama)
- ❖ Previene enfermedades cardiovasculares
- ❖ Poderoso antioxidante
- ❖ Previene el envejecimiento prematuro
- ❖ Ayuda a controlar el sobrepeso
- ❖ Promueve la vitalidad en los hombres (salud reproductiva)
- ❖ Alimento para el cerebro (mejora la salud cognitiva)
- ❖ Puede reducir los niveles de azúcar en la sangre (ideal para personas con diabetes II)
- ❖ Es antiinflamatoria
- ❖ Mejora la circulación sanguínea
- ❖ Fortalece el sistema inmune
- ❖ Previene enfermedades neurológicas
- ❖ Contiene fibra y proteínas
- ❖ Protege y limpia el hígado
- ❖ Previene la osteoporosis
- ❖ Promueven un mejor estado de animo

Pasas

- Minerales: Magnesio, cobre, potasio, hierro, calcio, boro, zinc y selenio
- Vitamina B
- Combaten la anemia
- Previenen el estreñimiento
- Ayudan en la disfunción sexual (estimula la libido)
- Mantiene la buena salud de los ojos
- Ayuda a subir de peso de manera saludable
- Es antioxidante
- Previene el cáncer
- Ayuda a disminuir la presión sanguínea
- Modula la absorción de azúcar en el cuerpo
- Tiene propiedades antibióticas y germicidas
- Previene la acidosis
- Calcio y boro (ayuda a mantener buena salud ósea)
- Puede proteger los dientes contra la caries
- Promueve la buena salud cardiaca
- Previene artritis, gota y piedras en los riñones
- Ayuda a aumentar la producción de células rojas
- Previene el cáncer de colon
- Ayuda a eliminar impurezas de la piel
- Previene la caída del cabello y las canas prematuras
- Previenen los calambres y protege tendones y músculos
- Son reconstituyentes y vigorizantes

Pepita de calabaza

- o Magnesio, cobre, fósforo, manganeso, hierro y zinc
- o Contienen proteína
- o Vitaminas A, B3 y K
- o Ácido fólico
- o Omega 3 y omega 6
- o Antioxidantes
- o Fortalecen el sistema inmune
- o Combate la diabetes y el cáncer
- o Ayuda a mantener la buena salud cardiaca
- o Previene accidentes cerebrovasculares
- o Omega 3 de origen vegetal
- o Promueven la salud de la próstata
- o Ayuda a regular la insulina
- o Ayuda a aliviar los síntomas de la menopausia
- o Beneficia la salud del corazón y del hígado
- o Antiinflamatorio
- o Protege y fortalece los huesos
- o Ayuda a retrasar el deterioro de la densidad ósea
- o Ayuda a personas con artritis
- o Mejora el funcionamiento de la vejiga
- o Reduce el colesterol malo
- o Es benéfico para la buena salud intestinal
- o Es antidepresivo
- o Mejora el sueño (producción de serotonina)
- o Combaten parásitos intestinales
- o Equilibran le PH del organismo
- o Ayuda a perder peso
- o Alivia la ansiedad, insomnio y depresión
- o Ayuda a la fertilidad

Pepita de girasol

- Contiene grasas saludables
- Vitamina B1, B6, E
- Fibra dietética
- Ácido fólico
- Selenio, zinc, magnesio, cobre, manganeso, calcio, fósforo, potasio
- Proteína
- Hidratos de carbono
- Ayuda a reducir los niveles de colesterol malo y los triglicéridos
- Promueven la salud cardiovascular
- Ayuda a un mejor rendimiento físico
- Mejora el proceso digestivo
- Es antioxidante
- Previene la anemia
- Favorece el buen funcionamiento cerebral
- Fortalece el sistema inmune
- Evita problemas del sistema nervioso
- Proveen energía y vitalidad
- Nutre y rejuvenece la piel
- Aumenta la fertilidad
- Previene problemas de osteoporosis
- Es depurativa
- Puede reducir el sobrepeso
- Rico en fitoestrógenos (puede ayudar al crecimiento de los senos en mujeres)
- Evita el exceso de glucosa en el organismo
- Ayuda al metabolismo de la tiroides

Piñón

- ✓ Vitaminas A, B1, B2, B3, B5, B6, B7, B9, B12, C, D, E y K
- ✓ Omega 3 y Omega 6
- ✓ Magnesio, fósforo, cobre, zinc, hierro y potasio
- ✓ Ácido fólico
- ✓ Antioxidantes
- ✓ Proveen energía y vitalidad
- ✓ Previenen enfermedades cardiacas
- ✓ Suprimen el apetito
- ✓ Previene enfermedades oculares
- ✓ Nutriente para el cerebro
- ✓ Ayuda a reducir los altos niveles de colesterol y triglicéridos
- ✓ Previene el estreñimiento
- ✓ Beneficioso para la fertilidad
- ✓ Fortalece el sistema inmune
- ✓ Ayuda a la buena circulación de la sangre
- ✓ Ayuda a metabolizar las proteínas
- ✓ Regula la presión arterial
- ✓ Fibra
- ✓ Previene la anemia
- ✓ Previene artritis, reumas, psoriasis y lupus
- ✓ Asimila y regula el almacenamiento de insulina
- ✓ Provee mayor resistencia física
- ✓ Mejora las funciones biológicas del cerebro
- ✓ Ayuda a superar la depresión y el estrés
- ✓ Alto en calorías
- ✓ Contiene proteína
- ✓ Previene la formación de coágulos en las arterias

Quinoa

- Vitaminas B1, B2, B3, B6, C y E
- Omega 3 y omega 6
- Minerales: calcio, zinc, hierro, fósforo, magnesio y potasio (superior al maíz, trigo y arroz)
- carbohidratos
- Es antioxidante
- Bajo en grasas
- Rica en Proteínas
- Fibra soluble e insoluble
- No contiene gluten
- Controla los niveles de colesterol y triglicéridos
- Previene el estreñimiento
- Hidratos de carbono
- Ayuda a adelgazar
- Previene la anemia
- Mejora el tránsito intestinal
- Ayuda en la recuperación de entrenamientos duros (deportistas)
- Da suavidad y a la vez fortalece el cabello
- Ayuda a reducir los niveles de azúcar en la sangre
- Hidrata la piel
- Ayuda a reducir la migraña
- Es relajante y antiestrés
- Antiinflamatorio
- Anticancerígeno
- Antiviral y antidepresivo
- Tiene bajo índice glucémico

- Ayuda a bajar de peso (disminuye el apetito y consigue mayor saciedad)
- Es cicatrizante
- Actúa contra la falta de estrógenos en la mujer
- Fomenta la buena salud del corazón
- Trata problemas nerviosos (hiperactividad, estrés, ansiedad, depresión e insomnio)
- Mejora los síntomas de la menopausia
- Se le considera un alimento alcalinizante
- Ayuda a suavizar, gastritis, ulcera y el estómago irritado
- Favorece el sistema digestivo
- Previene celulitis y estrías
- Regenera los tejidos
- Fortalece los huesos
- Se recomienda lavarla y remojarla al menos 5 minutos antes de cocinarla

Condimentos

Ajo

- ✓ Vitaminas A, B1, B6, y C
- ✓ Bajo en calorías
- ✓ Minerales, manganeso, selenio, potasio, cobre, hierro y calcio
- ✓ Fibra
- ✓ Contiene proteína
- ✓ Es antioxidante
- ✓ Previene demencia y Alzheimer
- ✓ Reduce el colesterol y triglicéridos
- ✓ Regula la presión sanguínea
- ✓ Previene el envejecimiento prematuro
- ✓ Previene enfermedades cardiacas
- ✓ Mejora la salud ósea
- ✓ Ayuda en tratamientos de cardiopatías, tumores y parásitos intestinales
- ✓ Mejora rendimiento físico
- ✓ Combate enfermedades infecciosas
- ✓ Promueve la buena digestión
- ✓ Ayuda a eliminar bacteria dañina en los intestinos
- ✓ Es diurético
- ✓ Previene inflamaciones intestinales y estomacales
- ✓ Reduce riesgo de cáncer
- ✓ Es antinflamatorio
- ✓ Ayuda a perder peso
- ✓ Propiedades anti-bacteria
- ✓ Es un potente antibiótico natural

- ✓ Es fungicida y antiviral
- ✓ Optimiza la función del hígado y del páncreas
- ✓ Fortalece el sistema inmune
- ✓ Ayuda a cicatrizar las heridas
- ✓ Es depurativo
- ✓ Estimula las funciones hepáticas
- ✓ Es descongestionante
- ✓ Ayuda a tratar problemas pulmonares
- ✓ Ayuda a mantener la piel bella, tersa y más joven
- ✓ Previene la anemia
- ✓ Combate la impotencia sexual
- ✓ Ayuda a la regeneración celular
- ✓ Combate el pie de atleta

Cilantro

- Vitamina C
- Minerales: hierro, magnesio
- Es antiinflamatorio
- Previene infecciones bacterianas
- Aumenta el colesterol bueno y disminuye el malo
- Ayuda a remover metales tóxicos del cuerpo
- Ayuda al tracto digestivo
- Previene la flatulencia
- Previene infecciones del tracto urinario
- Puede reducir cólicos menstruales
- Previene la anemia
- Alivia la diarrea
- Es antioxidante
- Desinfecta y desintoxica el cuerpo
- Estimula las glándulas endocrinas
- Secreta insulina y reduce el azúcar en la sangre
- Es antiséptico
- Combate infecciones de la piel
- Ayuda al sistema inmunológico
- Es expectorante
- Alivia la conjuntivitis, previene la degeneración macular

Epazote

- Ayuda a eliminar parásitos intestinales
- Ayuda en los dolores estomacales y diarrea
- Bueno para la digestión
- Anti-flatulencia
- Ayuda a perder peso
- Limpia las vías respiratorias
- Alivia picaduras y piel irritada
- Calma dolores menstruales
- **NO** se recomienda en niños, mujeres embarazadas ni en periodo de lactancia

Hierbabuena

- o Ayuda a la buena digestión
- o Previene flatulencias y dolor estomacal
- o Combate los dolores menstruales
- o Efectivo en el tratamiento de problemas nerviosos
- o Es antiséptico y analgésico
- o Combate el mal aliento
- o Es relajante y reparador (ayuda a descansar mejor)
- o Alivia los dolores de cabeza
- o Ayuda a aliviar los resfriados
- o Ayuda a disminuir la congestión nasal
- o Ayuda a combatir inflamaciones del hígado y vesícula
- o Alivia mareos y actúa contra calambres musculares
- o Purifica el cuerpo
- o Promueve el buen desarrollo cognitivo
- o Previene el estreñimiento

Perejil

- Vitaminas A, B1, B2, B3, B5, B6, B9, C, D y K
- Minerales: fósforo, azufre, potasio, hierro y calcio
- Previene y alivia infecciones de la vejiga
- Ácido fólico
- Previenen la anemia
- Evita el mal aliento
- Purifica la sangre
- Fortalece el sistema inmune
- Mantiene los riñones saludables
- Ayuda a la buena digestión
- Previene el envejecimiento prematuro
- Protege al hígado y a los intestinos de cáncer
- Previene tumores en el cerebro
- Previene la formación de cálculos renales
- Es antioxidante
- Propiedades anti-bacteria y antiinflamatorias
- Es diurético
- Reduce la producción de gases
- Controla la hipertensión
- Ayuda a prevenir la osteoporosis
- Es anestésico
- Fortalece el cabello y las uñas
- Combate dolores menstruales
- Puede ayudar a bajar de peso
- Proteína
- Combate los síntomas de la menopausia
- Es un suave afrodisiaco (en mujeres)
- Combate el estreñimiento

Bicarbonato de sodio

- Es un potente antiácido
- Es desinfectante
- Elimina malos olores
- Es un potente limpiador
- Ayuda a tratar la indigestión
- Mejora los cálculos renales de ácido úrico
- Eficaz en problemas bucales
- Combate infecciones urinarias
- Regula el PH natural de la sangre
- Evita el reflujo ácido
- Es antiséptico
- Combate la gota y otros problemas articulares
- Reduce al colesterol
- Combate los resfriados y la gripe
- Mejora el rendimiento físico
- Es exfoliante
- Tiene propiedades antibacterianas
- Puede eliminar hongos de los pies
- Combate el mal aliento (halitosis)
- Ayuda a eliminar la caspa

Miel de agave natural

- Vitamina A, B, B2, C y E
- Antioxidante
- Minerales: hierro, fósforo, sodio y potasio
- Estimula el crecimiento de la flora intestinal
- Previene el estreñimiento
- Bajo índice glucémico
- Metaboliza las grasas con rapidez
- Previene la osteoporosis
- Bajo en calorías
- Contiene proteínas
- Disminuye los niveles de colesterol y triglicéridos
- Libre de gluten
- Fibra soluble
- Inhibe el crecimiento de bacterias patógenas
- Previene enfermedades del colon

7

SALUD FISICA, MENTAL Y EMOCIONAL

La persona promedio, no se da cuenta de que existen las cosas, hasta que no se topa con ellas. En otras palabras, algunas personas no ponen atención a un hecho importante, hasta que se enfrentan a una situación difícil o a una apariencia de enfermedad. Por ejemplo, mi esposa y yo realizábamos campañas de donación de sangre para el hospital de niños en la ciudad de Los Ángeles; parte de la actividad para realizar los eventos, era invitar a personas a donar sangre, la mayoría de las personas contactadas, digamos que de cada 100 personas solo acudían diez, el otro 90% simplemente no respondía al llamado de donar sangre; que muchos niños necesitaban, entre ellos mi hijo Eduardo jr.

Recuerdo muy bien a una persona en particular que hizo caso omiso de este noble evento, diciendo que no servía su sangre, que no tenía necesidad de donar y no sé cuántos pretextos más, pero después; un familiar cercano a esta persona tuvo la necesidad de transfusión de sangre y allí comprendió que efectivamente existe una necesidad de donar sangre. Después de este suceso, esta persona ya estuvo consiente de la importancia de donar sangre y posteriormente hizo donaciones de este vital líquido.

Otro ejemplo podría ser que no vemos cuanto es útil tu auto, hasta que se descompone, cuanto te hace falta el ingreso que tenías de tu trabajo, hasta que te despiden, cuanto amabas a tu esposo(a) hasta que se separan, cuanto amabas a tu padre o madre, hasta que fallece y cuanto valor tiene estar saludable, hasta que te enfermas.

Efectivamente, *mucha gente no valora su salud, hasta que no se enfrenta con la apariencia de enfermedad.*

En lo personal, noté la disparidad en una estadística que decía, 8 de cada diez personas visitan al doctor más por estrés que por enfermedad. Para mí significa que toda apariencia de enfermedad es basada en la propia irresponsabilidad o negligencia sobre cómo cada persona cuida o maltrata su cuerpo.

He aquí, cuando algunas personas que no saben distinguir las cosas urgentes entre las importantes se estresan demasiado por las actividades de la rutina diaria, trabajo, escuela, hijos, responsabilidades, casa, mantenimiento, impuestos, comida, pago de utilidades, carro, gasolina, gastos médicos, tener muchas actividades sociales, no saber decir "NO" a alguna actividad desgastante e improductiva, etc.

Las actividades arriba mencionadas son algunos ejemplos de lo que mantiene estresado a una persona, pero; para no estresarse demasiado se deben equilibrar todas las actividades y mezclarlas con otras recreacionales, creativas, artísticas y emprendedoras.

Si bien los grandes retos de la vida son como el combustible que te hace mover hacia adelante, el exceso de compromisos también puede aplastarte si no lo sabes sobrellevar. Relájate, bájale el ritmo de trabajo a tu vida, pon mucho empeño y esfuérzate en tus proyectos, pero también descansa. Como menciono en mi libro <u>Mi Razón de Vivir</u> *"Tomate un descanso que no sea tan breve que no lo puedas disfrutar y que no sea tan largo que te pueda empalagar."*

Antes de que tus niveles de estrés suban hasta el cielo, hazte la siguiente pregunta:

¿Esta situación difícil que estoy enfrentando tiene solución?

Si la respuesta es: <u>SI</u> TIENE SOLUCION, ¿entonces para que estresarse?, es mejor poner acción hacia su efectiva resolución.

Si la respuesta es: <u>NO</u> TIENE SOLUCION, ¿entonces para que estresarse?

Pero honestamente, creo que todas las situaciones, por muy difíciles y complicadas que parezcan, tienen solución. La diferencia está en que, dado que la persona se estresa mucho, entonces acalla su serenidad y cierra las puertas de su creatividad; retrasando no solo la solución a dicha situación difícil, sino también su paz mental y su felicidad.

Antes de que tomes algo como cierto, fijo, ley, inquebrantable, etc. Puedes hacer una búsqueda rápida en internet acerca del tema que tú desees. Estamos en la era de la informática y esto en cierto grado no permite un engaño, ya que puedes investigar por tu cuenta, por ejemplo, en cuestión salud, puedes investigar que te beneficia más:

¿Comer verduras, semillas y frutas? O ¿Comer carne, derivados de animales y otras comidas llamadas chatarra?

Podrías argumentar, pero la carne es deliciosa, nutritiva, contiene proteína, y deducir que es saludable.

Igualmente, podrías argumentar, además las verduras y granos se hicieron para los animales, saben horrible y no soy conejo, cerdo, ni burro para comer yerbas.

Sea cual fuere tu argumento, lo respeto. Solo te sugiero que seas lo más sincero contigo mismo, para que puedas ver los reales beneficios entre un grupo de alimentos y otro. NO solo te dejes llevar por lo que nos pudieron enseñar nuestros padres y estos a su vez recibieron dicha información de sus antepasados.

Aquí no se trata de retroceder hacia culturas pasadas y estancarse, sino de evolucionar hacia una cultura de vida saludable, equilibrada, y prospera.

Hay tres áreas que se debe poner atención para evitar alguna apariencia de enfermedad. Estos son:

Lo biológico, esto es tu cuerpo, como lo cuidas, amas y consientes.

Esto implica los alimentos que consumes, el ejercicio o actividad física que realizas e incluso, con qué tipo de energía lo alimentas a diario, ¿con energía y pensamientos negativos o con positivismo y salud plena?

Tu mente, esto es la calidad de pensamientos y sentimientos que permites alojar en él.

Tu ser, esto es tu área espiritual. No estoy

refiriéndome a ningún tipo de religión, sino simplemente el darte cuenta lo valioso que eres como para abandonarle, a cambio de un fugaz placer encontrado en las comidas chatarras y en los pensamientos negativos, odios, rencores y bajas expectativas de ti mismo.

Permíteme compartir contigo una experiencia personal. Recuerdo que, cuando estaba en mis primeros años escolares e incluso con algunos miembros de mi familia cercana, me enseñaron a competir. Honestamente esto me causó frustración, ya que tenía que observar, aprender, competir y superar a otra persona. El querer ser una mejor copia de alguien, provocó el entierro de mis talentos naturales.

Tarde, pero aprendí que ningún ser humano debe ser la copia de nadie, sino ser uno mismo; no ser competitivos sino creativos. No puedo imaginarme por ejemplo; como hubiera sido la historia sí; Thomas Alva Edison, para ser aceptado en su núcleo escolar, se hubiera adaptado al sistema competitivo, entonces quizá sería otra copia de los que decían que era imposible, pero su férrea creatividad le permitió sobresalir y ser un ingenioso inventor, (entre sus múltiples inventos esta la luz eléctrica.)

Si bien es loable la labor creativa, el esfuerzo físico y las muchas otras habilidades y talentos de hombres y mujeres de mucho éxito, que merecen todo nuestro respeto. Es más conveniente y provechoso inspirarse, tomar acción y dejar que fluyan nuestros propios talentos, en vez de enfrascarse en vanas competencias para ver quién es mejor que quien.

Estimado amigo y amiga, te estarás preguntando y este suceso personal, ¿Qué tiene que ver con la salud?

Tiene mucho que ver, ya que es un ejemplo de cómo ciertos pensamientos, o creencias no verificadas pueden ocasionar daños en tu salud mental, y por consecuencia física; teniendo también como resultado el ignorar la valía natural de tu valioso ser.

Es muy importante mencionar el perfecto equilibrio entre tu salud física, mental y emocional.

Dentro de **la Salud física**, está el que cuides lo que comes y obviamente la actividad física mejor conocido como ejercicio regular, para evitar la degeneración o disfunción temprana de tu cuerpo.

Para estar óptimos en **la Salud Mental** es indispensable cuidar lo que piensas. Por ejemplo, si frecuentemente tienes la tendencia a pensar en forma negativa, derrotista y pesimista, esto provocará daños en tu cuerpo, bloqueando incluso la valía de tu ser y obstruyendo tu éxito, prosperidad y felicidad.

La Salud Emocional tiene que ver con tus

reacciones ante las diferentes circunstancias de tu vida diaria. Por ejemplo, Si te enojas fácilmente ante alguna diferencia de credos o ideas entre tus amigos, familiares y compañeros de trabajo; igualmente, cuando guardas algún resentimiento, odio, envidia o desamor. Estas emociones o sentimientos hacen que tanto tu mente, como tu cuerpo vayan acumulando desechos tóxicos que tarde o temprano aparecen las apariencias de enfermedad cobrándote la factura en forma de deterioro de tu salud.

Y esto no para aquí, *el no tener en balance la salud física, mental y emocional; como resultado afectas a tu valioso ser,* ya que no puedes ver la importancia de la relación entre lo físico, mental y espiritual, que, a fin de cuentas, es lo más importante en tu vida.

Con decir espiritual, no me estoy refiriendo en un sentido religioso, (por cierto, mis respetos para cada creencia que tu tengas) sino estoy haciendo referencia a algo más supremo por así decirlo, que cuando lo notes; vas a poder establecer una perfecta armonía en tu vida. Para que te quede más claro, vas a vivir pleno de Salud, Éxito, Prosperidad, Felicidad, Riqueza, Abundancia y todo lo bueno que pueda envolver la maravillosa conciencia de tu ser.

Sí tú, estimado lector, tienes una apariencia de enfermedad, puedes sanar; pero no busques maquillar tu síntoma de enfermedad, sino busca la raíz que provocó esta apariencia. Puedes aprender a descodificar cualquier apariencia, primero con los expertos en descodificación, programación neurolingüística y física cuántica. Ya que de otra forma estaría repitiéndose una y otra vez.

Además de cuidar lo que comes, también cuida de cerca que tipo de pensamientos tienes; sin olvidar los sentimientos que tengas rezagados, como envidia, rencor, dolor por una experiencia pasada, etc. En caso de tener pensamientos negativos, derrotistas, y pesimistas; deséchalos inmediatamente. Si estas tentado a comer algo que sabes que no es natural comerlo para mantener la buena salud de tu cuerpo, no lo tomes, resiste la tentación. Y entre más pronto deseches el dolor de experiencias pasadas, más pronto estarás libre y en condición de recuperar tu salud.

Esto es muy importante y por eso lo voy a repetir… Ante una tentación de comer algo resiste y no lo hagas, no caigas en la trampa de decir: "ah, solo es un bocadito, solo como de vez en cuando," porqué; es estarse auto engañando y no saldrás del círculo vicioso hasta que lo decidas con determinación. Por ejemplo; es como aquella persona que tiene alguna adición a las drogas o alcohol, y estando en tratamiento de desintoxicación, toma un poco de droga o alcohol, este hecho ya freno su tratamiento, ya volvió a contaminar su cuerpo, su ser y en su mente se dice que no pasa nada, que solo es un poco.

Veamos lo que pasa con la siguiente ilustración:

Coloca un vaso con agua pura, fresca y deliciosa; ahora, agrega una sola gota de tinta. ¿Qué es lo que pasa? Sucede que una sola gota de tinta mancho todo el vaso ahora, bien podrías tirar el vaso de agua porque ya no puedes tomarlo o bien puedes agregarle mucha más agua pura hasta que se elimine la gota de tinta que agregaste. Ahora, si tu cuerpo esta manchado, digamos en apariencia de enfermedad como la gota de tinta ¿podrías tirar tu cuerpo al caño? O ¿lo limpiarías de forma natural? Por lo tanto, piénsalo al menos dos veces antes de caer en la tentación de provocarte un daño.

He aquí otro breve ejemplo, supongamos que quieres pintar tu recamara de color blanco, abres el bote de pintura y miras su blanca pureza y le agregas un chorrito de pintura roja, como el contenido de un gotero. ¿Qué es lo que pasa? Dicho chorrito de pintura roja al mezclarla con la pintura blanca, todo el bote tomará una tonalidad color rosa y te costaría mucho trabajo, tiempo, dinero y pintura para restaurar el color original.

Lo mismo sucede con tu mente, cuando permites que se contamine con pensamientos negativos. "*Un solo pensamiento negativo puede provocar mucho tiempo de retraso en el avance de tus proyectos; he aquí la importancia de cuidar lo que piensas, lo que haces y lo que comes.*"

Después de describir los ejemplos anteriores, aun así, habrá personas que digan; Pero solo fue una, gota, solo fue un chorrito, solo fue un bocadito, solo fue un pensamiento negativo, etc.

He conocido a muchas personas que expresan: "Yo vengo a gozar de la vida, a comer, y a beber de todo (sobre todo en exceso,) al fin que para morir nacimos" Lo que estas personas no entienden es que así no están gozando, sino, se están esclavizando dentro de un sistema que los está enfermando, se están atando de pies y manos a algo que no les trae ningún beneficio más que estrés, enfermedad, mala economía; además de una muerte lenta y dolorosa; malvivir en continuos padecimientos, medicamentos y dolorosos tratamientos médicos.

Se dice que crecer es opcional y envejecer es obligatorio, efectivamente el cuerpo humano envejece, pero en mi opinión, no tiene que envejecer con múltiples achaques de síntomas de apariencia de enfermedad. *Ninguna persona merece envejecer en la enfermedad y pobreza; en ninguna ley terrenal dice que todos deben morir viejos pobres y enfermos, ya que esta es una decisión personal, ¿Cómo quieres crecer o estancarte?*

Jugosas, deliciosas y exquisitas Recetas

Todos los jugos aquí recomendados, es preferible que se tomen frescos y en ayunas para un mejor aprovechamiento de sus propiedades, además recuerda lavar muy bien las frutas o verduras antes de utilizarlas, procura ir variando los jugos, por ejemplo, un día tomas un tipo de jugo al otro día otro, para que puedas balancear los nutrientes; además de disfrutar deliciosos sabores, de estos saludables jugos.

Para prevenir la anemia

Para prevenir la anemia: Se recomienda consumir alimentos ricos en Hierro, Vitamina C, ácido fólico o vitamina B9 y B12 estas vitaminas y minerales son esenciales para la hemoglobina.

❖ Tomar jugo de 2 zanahoria con 1 betabel y Una cucharada sopera de levadura de cerveza. Tomar un vaso de este jugo fresco cada tercer día.

Para controlar la alta presión

❖ Licuar una manzana verde, una rama de apio, el jugo de un limón (es mejor con cascara, aunque amarga un poco el jugo) y un poco de espinaca (entre 5 a 8 hojas)

❖ Tomar el jugo de dos naranjas, con kiwi y una pera licuados en medio vaso de agua.

❖ Licuado de limón con todo y cascara y perejil

Dichos jugos los puedes tomar tres veces por semana y en ayunas.

<u>También puedes tomar</u> un diente de ajo (picado es más fácil) por la mañana y té verde por la tarde.

Para limpiar las arterias

• Licuado de espinaca con esparrago y el jugo de un limón.

• Tomar el jugo de 3 zanahorias y dos manzanas; se sugiere tomarlo por siete días.

• Zumo de granada

• <u>También puedes tomar</u> un diente de ajo (picado es más fácil) por la mañana.

Para bajar de peso

Para las personas que tienen sobre peso, y desean bajar de peso, es recomendable que no hagan dieta, sí; leíste bien, no hacer dieta; más bien cambiar tus hábitos alimenticios y con eso podrás bajar gradualmente y sin el clásico rebote, no pretender bajar mucho peso rápido porque eso causaría un desequilibrio en tu salud.

- ✓ Tomar un jugo de 2 naranjas, con 3 zanahorias y un pequeño manojo perejil. Tomar todos los días, además de incluir ejercicio moderado.

- ✓ Comer ensaladas (incluye perejil.)

- ✓ Comer frutas ricas en agua: jícama, melón, piña, sandia, pepino, kiwi, naranja y papaya.

- ✓ Tomar un diente de ajo en ayunas.

- ✓ Comer pepitas de girasol y o calabaza.

- ✓ Comer sopa de lenteja.

- ✓ No comer nada pesado después de las 6 pm (pudiera comer fruta picada con chía.)

- ✓ Licuado de nopal, con espinaca, apio, limón y okra (en ayunas.)

- ✓ Jugo de toronja.

Para el dolor de cabeza

❖ Té de limón.

❖ Té de manzanilla.

❖ Comer rábanos.

❖ Suaves masajes en la sien.

❖ Descanso y meditación.

Para dormir mejor

- Zumo de cereza (antes de dormir.)

- Té de manzanilla.

- No ver noticieros.

- Comer ensalada de lechuga, espinaca, y semillas de calabaza.

- Hacer ejercicio ligero.

- Relajarse y meditación.

Para desintoxicar el organismo

- Licuado de piña y melón, con una cucharadita de jengibre, un poco de pulpa de sábila y limón.

- Tomar Jugo de tomate, pepino y apio.

- Comer ensalada que tenga brócoli, coliflor, col rizada, rábano y papa.

- Licuado de apio con manzana y un limón.

- Tomar jugo de 3 naranjas, papaya y piña.

- Jugo de piña, con pepino, perejil y apio.

- Jugo rojo: dos limones, 6- 8 fresas, dos rodajas de piña y una taza de uva roja.

Para controlar la Diabetes

- Jugo verde con nopal, espinaca, apio, manzana verde, okra, chía y limón (tomar en ayunas.)

- Jugo de nopal, un poco de pulpa de sábila, col rizada, apio, chía y un trozo pequeño de melón amargo (tomar en ayunas.)

- Tomar un diente de ajo (picado.)

- Tomar té verde y / o de canela.

- Comer arándanos.

- Ensaladas de verduras con nuez y almendras.

- Caminar después de comer.

- Ensalada de ajo, cebolla y zanahoria.

- Agua de limón con chía.

- Comer avena con tu fruta favorita.

- Jugo de zanahoria con apio y limón.

Para la buena digestión

- ✓ Té de manzanilla o Té de hierbabuena.

- ✓ Comer lo que es el tamaño de tu puño.

- ✓ Masticar de 30 a 40 veces cada bocado.

- ✓ Actividad física.

- ✓ Tomar jugos de cítricos (naranja, toronja, granada, fresa) en ayunas.

- ✓ Agua de limón con linaza y chía.

- ✓ Comer papaya.

- ✓ Sopa de verduras.

- ✓ Ensaladas.

- ✓ Jugo de apio con piña y perejil.

Para tener energía

> Comer ensalada de frutas, yaca, betabel, plátano, arándanos.

> Tomar jugo de granada y otros cítricos.

> Jugo de mango con limón y chía.

> Jugo de betabel, con zanahoria y naranja.

> Licuado de nopal con espinaca, chía y linaza.

> Jugo de papa.

> Comer almendras, nuez y cacahuates.

> Sopa de lenteja.

Para mejorar la memoria

❖ Tomar té de Romero (puedes endulzar un poco con miel de agave.)

❖ Comer nueces, almendras y pepitas de calabaza.

❖ Jugo de 1 toronja, 1 naranja y una manzana roja.

❖ Comer avena con una cucharadita de levadura de cerveza, nuez y almendras al gusto, manzana picada, y chía.

❖ Comer ensalada con espinaca, col, col rizada, aguacate, agregar un poco de nuez, chía, linaza y ajonjolí.

❖ Ensalada de frutas: kiwi, uva, manzana roja, chía, ajonjolí y granada acompañada con nuez y almendra picada.

❖ Se recomienda hacer ejercicios mentales, leer, jugar ajedrez.

Para mejorar tu relación sexual

- Tomar jugo de sandía molido con la cascara.

- Agregar ajonjolí, almendras, coliflor y rábanos a tus ensaladas.

- Tomar jugo de apio, con espinaca y perejil.

- Comer fresas.

- Tomar té de ginseng.

- Practicar ejercicio, yoga.

- Mantener un buen estado emocional y libre de estrés.

- Tomar té verde

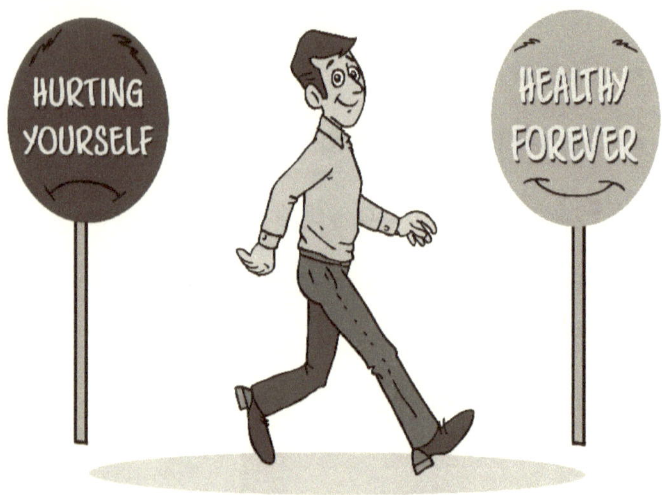

Además de nutritivo, come delicioso y
Vive por Siempre Saludable.

8

EL RETO
30 DIAS SALUDABLE

Se dice que un buen hábito se refuerza de 21 a 30 días y esto requiere hacer cambios. El hacer cambios, para algunas personas puede parecer un esfuerzo descomunal, si tiene muy arraigados costumbres contrarias a los que quiere. Por ejemplo, si alguien tiene la costumbre de ver televisión por largos periodos de tiempo durante el día, le costara trabajo dejar el control remoto y salir a ejercitar su cuerpo, no digo que sea imposible, sino que al inicio podría tener una batalla interna para dejar esa actividad, pero lo lograra si pone en balance que, tiene más beneficios el ejercitarse que ver televisión.

En este caso se trata de desarrollar y fortalecer cambios que se convertirán en buenos hábitos, que sin duda; te llevarán a una mejor salud y por consecuencia a una mejor calidad de vida.

El realizar algún cambio, implica salir de la aparente zona de confort, y es esta relativa comodidad la que, como cadenas de metal; te atan en la esclavitud, en el conformismo y esto resta calidad a tu vida. **El no realizar cambios, limita tu potencial.** *Haz cosas que nunca has hecho, atrévete a avanzar en pro de tus proyectos y metas; olvídate de las aparentes limitantes* que otras personas han plantado en tu hermoso ser.

Cuando decidas y actúes hacia un gran cambio en tu vida, descubrirás que, efectivamente tú tienes el poder de elección, que no hay ni debe haber nadie que limite tu avance hacia una mejor calidad de vida. Referente a los cambios, yo siempre he dicho en mis seminarios, que, ni siquiera insinuó que "alguien está mal, pero que puede estar mucho mejor de lo que está." Es por eso por lo que <u>te invito, te convoco y te reto a que tu vida sea aún más espectacular, feliz, saludable y prospera de lo que es ahora.</u> Sé que si tus pones en balanza todos los beneficios que trae consigo crear buenos hábitos sin duda, podrás eliminar programación negativa, malos hábitos, rencores, miedos, y dudas que pudieran detener tu progreso, que están deteniendo tu economía y que de alguna forma podrían mantenerte enfermo.

Y es porque tengo esa firme convicción de que, todos, sin excepción; podemos estar mejor de lo que estamos ahora, que te convoco a hacer un análisis de lo que te conviene o no, ni siquiera te pido que me creas, porque al final de cuentas tu propio sentir tiene más peso que mis palabras. Si en estos momentos estas pleno en salud, tanto física, mental y espiritual, mi admiración y respeto. Pero si honestamente piensas que pudieras mejorar tu calidad de vida, (también son mis respetos) pero es importante que hagas lo que tengas que hacer para verte, sentirte y ser pleno en tu vida.

En lo personal, (honestamente) me ha costado trabajo hacer los cambios, porque estaba acostumbrado a vivir en mi mediocridad y aunque quería mejorar, en este caso mi salud, mis malos hábitos alimenticios me tenían prisionero en la enfermedad física, obviamente esto no es vivir a plenitud; pero, repito puse en balance que era de más valor para mí, ¿Vivir en continuo dolor, dependiendo de medicamentos y molestas visitas al consultorio médico? O ¿cambiar mi rutina de actividad física, mi nutrición y mentalidad? Afortunadamente ganó en mí, el lado positivo la balanza, el vivir feliz, saludable, y en prosperidad. Es por eso por lo que convoco a tu hermoso ser a <u>aceptar</u> <u>el reto de 30 días saludable</u>. Acéptalo, no tienes nada que perder y mucho que ganar. (Bueno si tendrías mucho que perder, posible sobre peso y tus malestares físicos derivados de la apariencia de enfermedad)

***El reto diario consiste en cambiar radicalmente, que abras tu mente a la posibilidad de vivir mejor de lo que ahora vives**

- ✓ Que en vez de pasar a comprar una dona, compres una fruta
- ✓ En vez de tomar gaseosas, tomes agua natural, limonada o te
- ✓ Sustituye la comida chatarra por comida que realmente aporte nutrición a tu cuerpo
- ✓ Dejar la azúcar refinada
- ✓ Dejar de comer carne (res, cerdo, pollo, pescado, mariscos)
- ✓ Dejar los lácteos (leche, crema, quesos, yogurt)
- ✓ Dejar de comer huevo
- ✓ Comer de 3 a 5 porciones de diferentes frutas
- ✓ Comer ensaladas frescas
- ✓ Tomar jugos verdes
- ✓ Tomar jugos de frutas naturales
- ✓ Dejar gradualmente tus medicamentos
- ✓ Evita evita los productos cocinados en manteca de cerdo
- ✓ Cambiar tu actividad física pasiva a una más activa
- ✓ Camina diariamente al menos 20 minutos
- ✓ Sustituye los pensamientos negativos, derrotistas y de enfermedad por pensamientos poderosos de salud, felicidad y prosperidad
- ✓ Sonríe, sé agradecido y amoroso
- ✓ Ejercita los músculos de tu mente (leyendo libros, jugando ajedrez, siendo creativo, etc.)

✓ Evita enojarte, evade las personas toxicas, negativas y mediocres pues esto pudiera romper tu armonía y afectar tu salud
✓ Sé firme, paciente y persistente, recuerda que tu salud está en juego
✓ Aprovecha el tiempo en actividades que te dejen un beneficio en tu salud, crecimiento personal o profesional, aprendizaje, en tu economía y en tu felicidad
✓ Descansa lo necesario, ni mucho que empalague, ni poco que no lo disfrutes
✓ No criticar, ni permitir que las críticas de otros te hagan desistir de estar saludable
✓ Orar, meditar, tranquilizar tu mente
✓ Evitar ver noticieros
✓ Practica el perdón, aplica la Gratitud
✓ Mantén el enfoque de mejorar continuamente tu salud
✓ Sé generoso
✓ Aprecia el día de hoy, sea soleado, lluvioso, con mucho viento o frio
✓ Regala una sonrisa con cada persona que tengas contacto, (incluso por teléfono)
✓ Adicional, también puedes reforzar tu alimentación con suplementos nutricionales (vitaminas y minerales por ejemplo)

***ADVERTENCIA**, *este reto, solo es una recomendación, el lector es responsable de su decisión y no está obligado a realizar estos* *cambios en su diario vivir. Si decide tomar este reto, es bajo su propia decisión y consciente de querer hacerlo. Además se sugiere que se monitoreé su progreso. <u>El autor de este libro no es responsable por los resultados obtenidos o no, ni por las decisiones acertadas o equivocadas que el lector pudiera tomar.</u>*

Si después de terminar los 30 días, sientes un cambio positivo en tu salud puedes decidir continuar de por vida, vivir pleno en salud, felicidad y prosperidad. Pero si, después de concluir los primeros 30 días de comer saludable, te sientes igual con tus síntomas propios de la apariencia de enfermedad, entonces, tómame a loco y continua con tu tren de vida, con el único riesgo de vivir en continuo sufrimiento físico por los dolores de la enfermedad que padeces, en continuo estrés por estar al pendiente de tus citas médicas, tratamientos y medicamentos; y, además, de ver como bajan tus ingresos debido a que no puedes trabajar regularmente, o gastas más por pagar consultas, cuentas de clínicas, hospitales, medicamentos, etc.

La decisión es tuya estimado amigo y amiga, solo te pido de favor al menos lo pienses dos veces ¿qué es lo que más te conviene?

En general **si deseas ser saludable por siempre, tienes que tener un nivel adecuado en tu alimentación, tus sentimientos, pensamientos y acciones.**

Esto es que, todo sentimiento negativo producirá pensamientos igualmente negativos y tus acciones, por consecuencia lógica serán aun mayormente destructivos en el adecuado balance de tu perfecta salud, entre tu cuerpo, mente y sentimientos.

En otras palabras, podrás dar seguimiento a tus medicamentos recetados, podrás incluso terminarte una farmacia entera; e incluso podrás comer todos los alimentos aquí sugeridos y aun así continuar en apariencia de enfermedad, ¿Por qué? Porque simplemente no has atendido la calidad de tus pensamientos, ni has puesto atención a la importancia de poder liberar cualquier sentimiento que pudiera estar lastimándote y siendo una carga, hasta que no te liberes y perdones todo malentendido, discusiones, diferencias y enojos contigo mismo, con un familiar, algún socio, amigo o vecino.

Es por eso que, recalcó <u>la importancia de tener un adecuado balance, que puedas cuidar de tu cuerpo, nutrir tu mente y fortalecer tu espíritu.</u> Estas serían las tres piedras angulares de tu propia estabilidad en tu salud. Y para lograr esa armonía con tu ser, te sugiero:

Practicar **la meditación**. La meditación promueve El restablecimiento de la salud. Esta actividad no solo te da serenidad y paz mental sino también te hace ser más creativo, mejora tu memoria, reduce tu presión sanguínea, desarrollar tu inteligencia emocional y la empatía, estimula el sistema inmune, te permite estar más alerta y en armonía en tu entorno.

Práctica **el ejercicio físico**, no es necesario que corras el maratón todos los días, o hacer extenuantes rutinas físicas; (si tú salud y condición lo permite, adelante) pero si por lo menos caminas de 20 a 30 minutos diarios estarás contribuyendo enormemente a tu salud. (Si lo que quieres es quemar grasa y mantener en buen funcionamiento tu cuerpo, lo más recomendable es caminar o subir escaleras) también es de mucho beneficio practicar yoga.

Ten **pensamientos positivos y una buena actitud** ante la gran variedad de oportunidades que la vida te presenta.

Evita enojarte, ya que eso te provoca malestares, libera toxinas en tu cuerpo, produce dolor muscular y de cabeza, derramas bilis, puede afectar tu corazón, disminuye tu sistema inmune, puede producirte gastritis, colitis, etc. Además, puede dejarte un resentimiento que pudiera esconderse en ti por mucho tiempo, cortando tu brillo, tu progreso y tu felicidad. Evitar el enojo puede ser una de las medicinas naturales de tus malestares.

Date un **tiempo de relax**, diversión, vacaciones, entretenimiento, salir de la rutina. Por último, pero no menos importante; **Además de nutritivo, come delicioso y Vive por Siempre Saludable.**

ACERCA DEL AUTOR

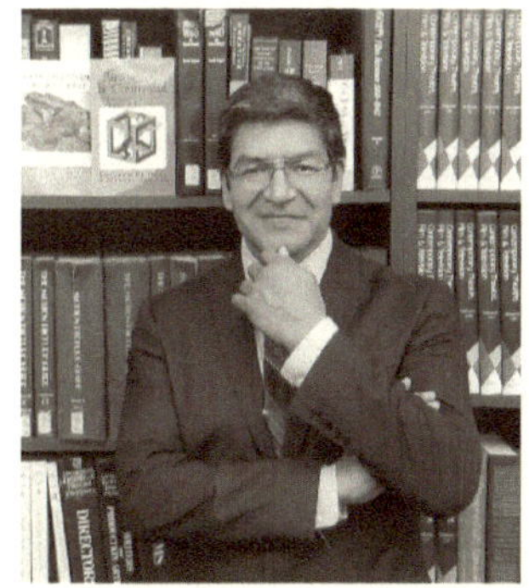

Eduardo Cholula

Conferencista Internacional e Inspiracional en temas de Superación Personal, Autor de libros que han inspirado a miles de personas a una mejor calidad de vida:

"Comenzando Bajo Cero",

"Voluntad de Hierro",

"Mi Razón de Vivir",

"La Misión de los 7 Sabios",

"Un Hermoso Regalo",

"Un Papá con Pilas"

"Disfruta tu Grandeza"

"El Pequeño Gran Guerrero"

"Las 5 Virtudes" y

"Saludable por Siempre"

Es Coautor del libro *"Descubre Tu Grandeza"* donde participaron diferentes profesionales; su más reciente coautoría en el libro *"Paradojas de la Creatividad"*, al lado del maestro, pintor, muralista y escritor Manuel Benítez; Además de ayudar a otros autores a escribir y publicar sus libros.

Ha sido presentador y locutor en estaciones de Radio. Además de actuar en una película y en obras de teatro en USA, también han solicitado sus servicios como conferencista principal en diferentes grupos de mercadeo en red ante audiencias de miles de personas, distritos escolares, centros regionales, empresas privadas y librerías. Compartiendo también el escenario con reconocidos autores y algunas celebridades del cine y televisión.

Por sus mensajes llenos de inspiración, ha sido invitado especial en periódicos, radio y televisión. (USA y México) También es Coautor con la leyenda de la motivación y superación personal, *El Sr. **Brian Tracy** con el libro best seller "The Success Blueprint"*

Eduardo Cholula, ha logrado cautivar al público por su sencillez y fortaleza interna; siendo un vivo ejemplo de superación, ya que él ve los problemas como reales oportunidades de crecimiento.

<u>Suscribete</u> a la lista de "Lectores Millonarios"
y recibiras un libro digital <u>GRATIS</u>,
ademas obtienes un 40% de descuento
en tu próxima compra de un libro
del autor **Eduardo Cholula**

www.**eduardo**cholula.com